酵素で腸が若くなる

――寿命は「酵素」が決めていた！――

鶴見クリニック院長
鶴見隆史

青春新書
PLAYBOOKS

はじめに

腸の若返りは「酵素」が決め手！

健康を意識して食生活に気をつけている人は、

「これは栄養価が高いから食べよう」

「タンパク質は大事だから肉を食べよう」

と考えて、日々の食べ物を選んでいないでしょうか。


もちろん間違いではないのですが、それは体にきちんと取り込まれての話。どんなに栄養豊富なものを食べても、消化・吸収されなければ意味がありません。この消化・吸収に関係しているのが「腸」の中であり、「酵素《こうそ》の力」です。酵素の働きにより、腸に負担をかけることなく、食べ物をエネルギーに変えることができます。健康のためには、「腸と酵素」のことを考えた食生活を送る必要があるのです。

近年、便秘や下痢といった腸のトラブルに悩む人が増えています。また、大腸がんになる人も増加傾向にあります。

もともと、私たちの体はすばらしい免疫システムを持っていて、これによって病気を予防したり、病気にかかっても自力で治したりする力が働いています。

その免疫システムの要《かなめ》となるのが腸内環境です。人間の腸管粘膜には、全身の7割ものリンパ組織が集まっています。腸内環境が悪化すれば、免疫システムの働きも悪くなり、健康を損ねる原因になるわけです。

また、最近では、腸でつくられる「短鎖《たんさ》脂肪酸」が、免疫力とも深くかかわっていることがわかってきました。

こうした腸にいい食生活のキーワードとなる栄養素が、本書の主人公であり、私が長年治療に活用してきた「酵素」です。

酵素とは、生物のあらゆる生命活動にかかわる、とても重要なものです。この酵素が体内に豊富にあるかないかで、あなたの健康は左右されます。

酵素不足は、現代人の体調不良や病気の最大の原因です。

しかし、現代人のライフスタイルは、酵素不足を引き起こしやすいものになっています。

もしあなたに以下のような習慣・傾向があったら、酵素を浪費してしまっている可能性があります。

1. 加熱食がほとんどで、生食が極めて少ない食生活を送っている
2. 深夜に食事をする習慣がある。もしくは食べてすぐに寝る。慢性的に睡眠不足である
3. 毎回の食事が多すぎて、食べすぎる傾向がある
4. 朝食をしっかりとる習慣がある（ごはんやパン、卵やハムなど加熱調理した固形物）
5. 肉、魚、卵、牛乳などの動物性食品や、低繊維の食物（白米、白いパン、うどん、パスタ、ラーメンなど）をよくとる
6. 白砂糖（ショ糖）を使った菓子類全般（和菓子、洋菓子、スナック菓子、アイスクリーム、チョコレートなど）をよくとる
7. 薬を長期間飲み続けている
8. 揚げ物や加工食品などから酸化した油、トランス脂肪酸（マーガリンなど人工的につくった油）を多く摂取している
9. 残留農薬の多い野菜や果物、肥料を多く使っている野菜や果物を食べている
10. アルコール類の過剰摂取をしている
11. 水道水をそのまま使用（飲用）している
12. ストレスだらけの生活をしている

13. 電磁波に囲まれた生活をしている
14. タバコをよく吸う

どうでしょうか？　あなたはいくつ当てはまりましたか？

このような偏った生活習慣の結果、酵素が不足すると、体には消化不良や代謝の衰えなど、さまざまな悪影響があらわれてきます。

酵素は、生の野菜や果物などに豊富に含まれています。そのため酵素は「生きている栄養素」と呼ばれることもあります。

酵素が多い食材を毎日の食生活に取り入れ、さらに酵素をムダづかいしないライフスタイルを心がけることが、病気知らずで長生きするための秘訣なのです。

私が指導しているのは、こうした生活習慣を正す根本治療であり、腸にも全身にも最大限の健康をもたらす食生活です。本書では「腸を元気にするレシピ」として、具体的な食べ方も紹介しています。

あなたもぜひ、酵素たっぷりの食生活で、若々しい腸を手に入れてください。

皆さんの健康で充実した人生のために、この本が役立つことを祈っております。

『酵素で腸が若くなる』――目次

第1章

病気にならないヒントは「腸」にある
――寿命は酵素が決めていた！

第2章

腸の若さは「酵素」がつくる！
――健康から美容まで、驚きの酵素の効果

第3章

「酵素パワー」を引き出す方法があった！

——酵素のムダづかいを防ぐヒント

第4章 腸が若くなる食べ物、食べ方
――薬いらずの酵素栄養学・実践ルール

第5章 鶴見式 酵素食レシピ&ファスティング——今日からはじめる酵素食生活

編集協力 永山淳／本文デザイン 青木佐和子

第1章

病気にならないヒントは「腸」にある

――寿命は酵素が決めていた！

「長生き」の理由はどこにある？

アメリカのナチュラルハイジーン運動の指導者として有名な自然療法医ハーバート・シェルトン（1895〜1985年）が、こんなことをいっています。

――健康とは、変えることのできない「生命の法則」に従った結果であり、病気とは、その法則に反した結果である。

この有名な言葉には、まさに健康長寿と正しい生き方のエッセンスが含まれています。

私はこの本で、その「生命の法則」を解説していきます。そして、長年の診療を通じて効果を確信している具体的な生活の指針を示していきます。

そのキーワードが、最近注目されている「腸」であり、私が以前から治療に活用してきた「酵素」です。

あとで詳しく説明しますが、酵素とは生命活動に不可欠な物質です。微生物を含むすべての生物の体内に酵素が存在し、あらゆる化学反応を媒介しています。人間の体内には2万種類以上の酵素が存在しています。

その酵素に今、健康長寿という観点から注目したいのは、酵素に寿命を支配している側面があるからです。

最近、アンチエイジング医学が普及し、「長寿のメカニズム」の一端が一般の人にもおなじみになっています。例えば、テロメアとか長寿遺伝子といった話題を、皆さんも聞いたことがあるかもしれません。

人間の寿命を決めるファクターに関しては、①酸化ストレス説、②テロメア説、③老化遺伝子説などが知られています。

「酸化ストレス説」は、活性酸素による組織の酸化が病気の原因となり、老化を促進するという考え方です。それゆえ、いかに酸化を防ぐか、還元させるかが重視されます。

「テロメア説」は、細胞の寿命を説明するものです。DNAの末端にはテロメアという遊びの部分があり、細胞分裂のたびにそこが擦り切れていきます。そして、最終的に50回ぐらい分裂すると細胞の寿命が終わります。

ところががん細胞には、テロメアを修復するテロメラーゼという酵素（通常は生殖細胞にしかない）があるのでなかなか死にません。そこで、がん細胞のテロメラーゼを抑制する研究がおこなわれています。

「老化遺伝子説」は、老化がいくつかの遺伝子によってプログラムされているという考え方です。例えば、老化を促進する遺伝子として「ダフツー遺伝子」が、寿命を延ばす遺伝子として「サーチュイン遺伝子」が知られています。

そこで、ダフツー遺伝子を抑制し、サーチュイン遺伝子を活性化させればアンチエイジングにつながるといわれています。サーチュイン遺伝子は「長寿遺伝子」とも呼ばれ、1999年にアメリカ・マサチューセッツ工科大学のレオナルド・ガレンテ博士らが発見しました。

ガレンテ博士らの研究グループは、線虫を使い実験を重ねました。カロリー制限をした線虫は、寿命が2倍も延びたことを見つけたのですが、その寿命を延ばす遺伝子はエサを制限したときのみ発現するという特殊な性質を持っていたのです。

「断食や極少食は寿命を延ばす遺伝子（長寿遺伝子）を活性化する」

ガレンテ博士はこの遺伝性の名前を「サーチュイン遺伝子」と名付けました（論文は科学誌『Cell』オンライン版に発表）。

このサーチュイン遺伝子は、単細胞の酵母菌から線虫にショウジョウバエなどの昆虫、さらに人間にまで分布するものだということまでわかってきました。ヒトを含む哺乳類では7種類見つかっており、SIRT-1~7と命名されました。

そしてさらに詳しく調べると、カロリー制限食をおこなってこれらの遺伝子が活性化されたときは、活性酸素を退治する機構が強く働き、老化を防ぎ全身を若々しくさせることがわかってきたのです。

これらの寿命説はいずれも正しいと思いますが、実は、この3つの説を上回るのが「酵素寿命説」です。というのも、酵素は体内での化学反応すべてを媒介し、若さを保つ新陳代謝にかかわっているからです。

健康長寿の秘訣は酵素をムダづかいしないこと

「酵素寿命説」について説明しましょう。

酵素は、後述するように生の食品に豊富に含まれていますが、体内に存在する酵素を「潜在酵素」といいます。

酵素の残量と寿命の関係

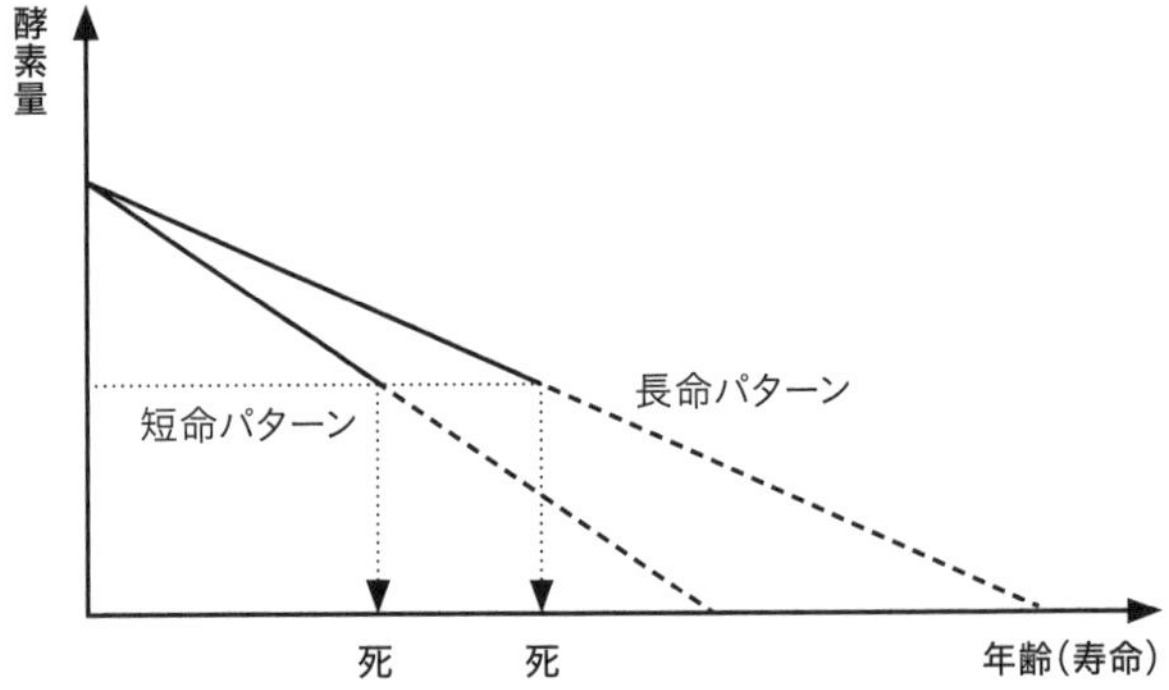

酵素の量が半分程度になると死を迎える。
酵素の消費量を減らし温存していくと長寿になる。

酵素は、生まれたときから体内に無数に存在し、日々体内で産生されますが、加齢とともに徐々に減少していきます。触媒なので、消化や代謝などの化学反応にかかわっても自分自身が変化するわけではありませんが、タンパク質でできているために新陳代謝するからです。

つまり、酵素寿命説といっても、テロメアのように代謝のたびに減少するとか、一生で一定量しかつくられないわけではありません。年をとると、若いときより酵素産生能力が低下していくため、徐々に減少していくのです。

限られた産生能力の中で、毎日のように酵素を酷使していくと、老化とともに酵素が次第に減少し、その限界に達すれば「死」に至るというのが酵素寿命説です。

体内の潜在酵素をお金にたとえれば、稼がずに浪費するとどんどん減っていく「預金」のようなものだと考えることができます。

そこで私たちに必要なことは、限りある酵素をいかにムダづかいしないで生活するかということになるわけです。

ただ、生き物が死ぬときに、体内の潜在酵素は半分くらい残っているといわれます。それは、酵素が死体を処理するからです。例えば、野生の動物が死んでほかの動物に食べられなかったとしても、いずれ骨を除いてすべて溶けてしまいます。

人間も同じで、体内の酵素が半分くらいになったら死を迎えると想定できます。

そこで、酵素をムダづかいしない食生活とライフスタイルを続けると、不摂生な生活を送るよりも「長寿パターン」になるはずです。

もちろんこんな人体実験は誰もしたことはありません。しかし、私は長い臨床経験を通じてそう確信しています。

なお、先ほどお話ししたサーチュイン遺伝子（長寿遺伝子）は、酵素ともかかわっています。全身の代謝酵素をフル稼働させ、活性酸素を退治していくのです。そのため、断食などでサーチュイン遺伝子を活性化させれば、アンチエイジングにつながるといわれています。

反対に、肥満していると長寿遺伝子の活性化はまったくありません。その結果、体は活性酸素だらけとなってサビつき、病気になり、ひいては若死にするおそれがあるのです。

急増する大腸がんの背景にあるもの

最近、日本では大腸がんになる人が急増しています。

大腸がんで亡くなる人は、1950年には年間約5000人でした。ところが、現在は10倍の約5万人が大腸がんで亡くなるようになっています（国立がん研究センターの統計によると2014年に4万8485人）。

これは肉類を多く食べ、生の野菜や果物が不足した食生活を送っている人が非常に増えたことが最大の原因だと考えられます。

野菜や果物の摂取が減ると、なぜ大腸がんが増えるのでしょう？

増え続けている大腸がん

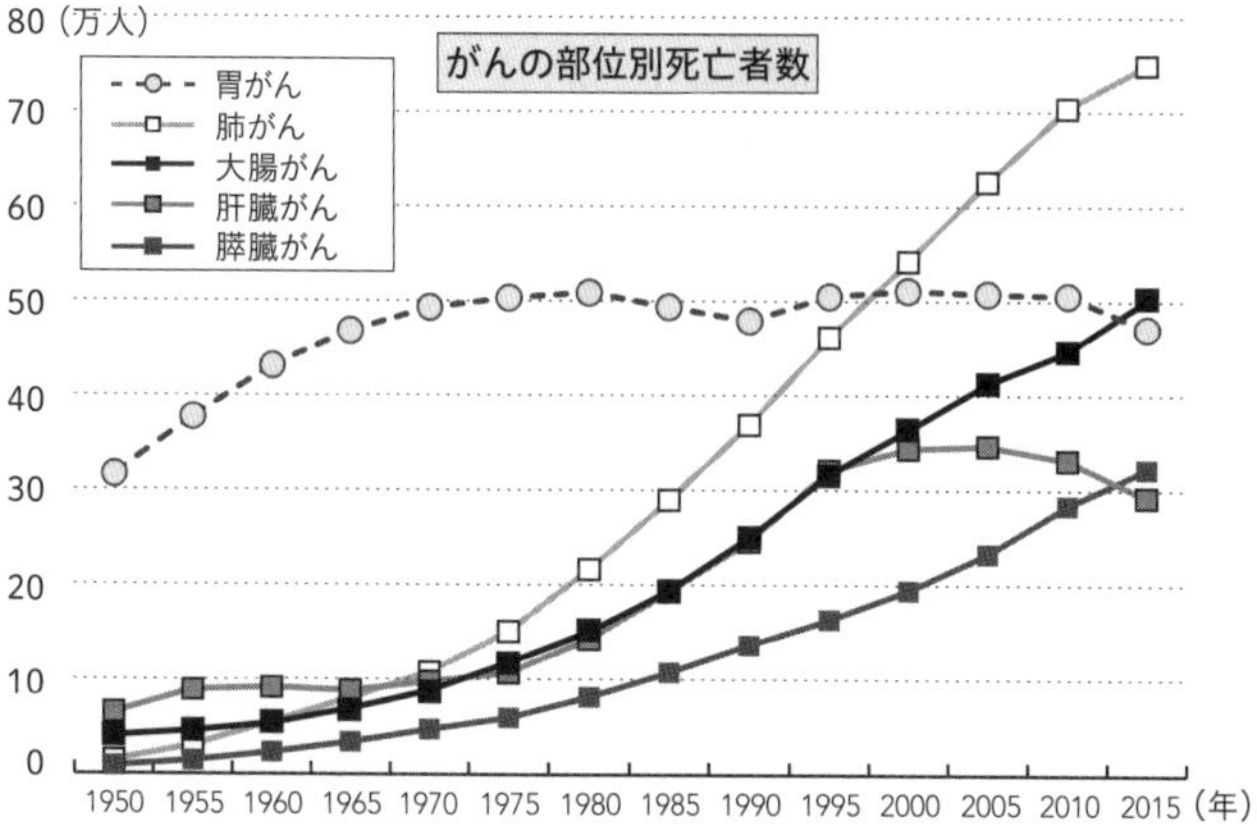

出典：厚生労働省「人口動態統計」より作成

日本人のタンパク質・食物繊維摂取量の推移

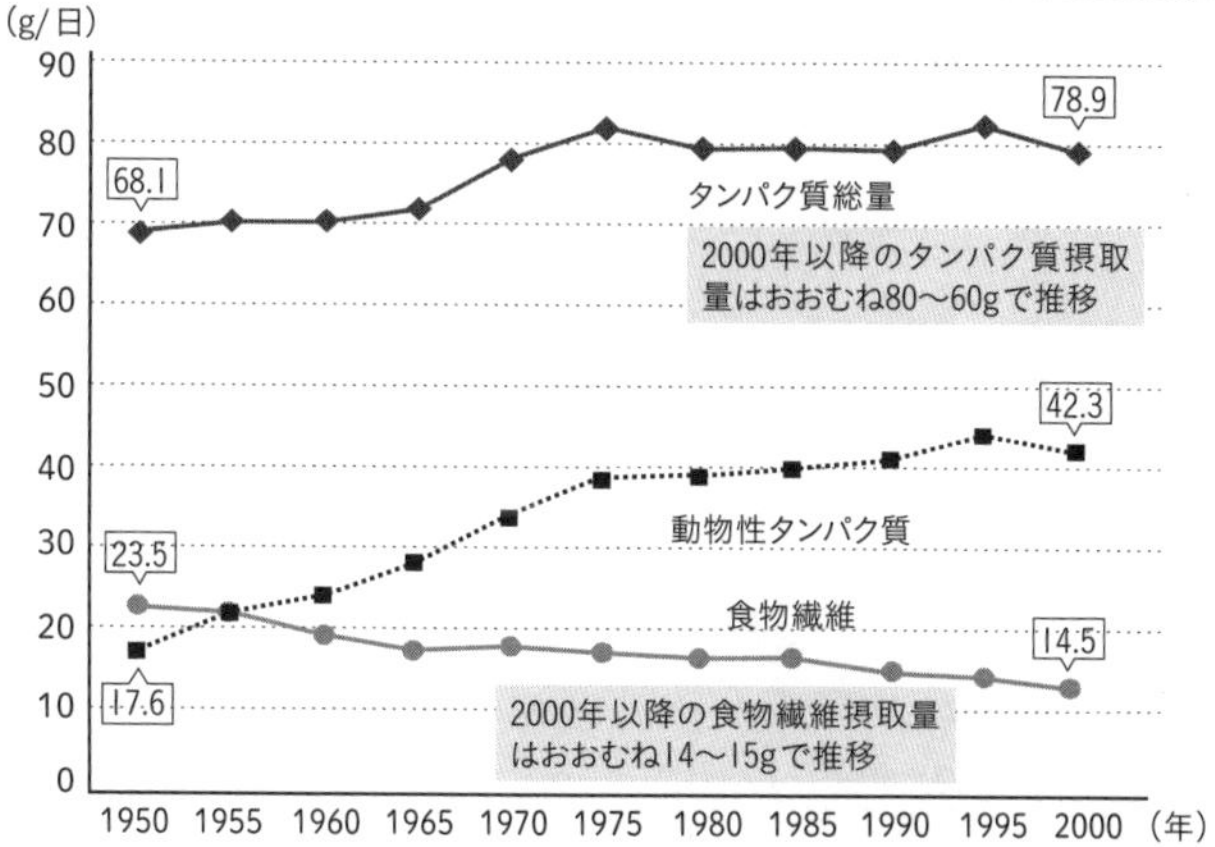

出典：厚生労働省「国民健康・栄養調査」等より作成

その第一の答えは、ご存じのように食物繊維が不足するからです。食物繊維を多くとると、腸内でビフィズス菌などの善玉菌が増え、優位になります。逆に、食物繊維の摂取が少ないと善玉菌は急速に減少し、ウェルシュ菌などの悪玉菌が優位になってしまいます。

肉を多食し、悪玉菌が多い腸の中では、タンパク質の腐敗によってすさまじい毒素が発生し、発がん物質が蔓延《まんえん》してしまいます。むしろ、それで大腸がんにならないほうがおかしいのです。

これを防ぐのが、まさに「食物繊維」です。

1940年代から長年アフリカで医療活動をしていたイギリスの医師バーキットやトロウェルは、アフリカの住民に先進諸国のような生活習慣病が少ないことに気づき、そこに食物繊維の摂取量との関係を見いだしました。

食物繊維の少ない欧米型の食事だと、大便の量も極めて少なくなります。例えば北米、西ヨーロッパ、オーストラリアの人たちは、1日当たりの便の量が40～100グラムほど。そのためにおのずと大腸がんが多くなるライフスタイルなのです（アメリカ人は、この傾向を猛反省し、最近では野菜摂取量の増加とともにがんも減少中です）。

一方、極めて大腸がんの少ないアフリカの田舎の人たちは、1日に35～45グラムもの食物繊維をとり、400～600グラムもの大便を出していました。そのおかげで大腸がんがほとんど起こらなかったのです。そのほかの生活習慣病も同様です。

そして日本でも、大腸がんは現在ほど高率で罹患《りかん》するものではありませんでした。大腸がん急増の土壌には食物繊維の摂取量の減少があるのです。

日本の専門家には、「1日の便量は200～250グラムあれば十分。多すぎても少なすぎてもダメ」などという人が少なくありません。

しかし、それは違います。食物繊維の摂取量と相関する大便の量は、やや多いほうが間違いなく健康的なのです。

第二に重要なことは、食物繊維の豊富な生の野菜や果物が「酵素」の宝庫であるということです。しかも同時に、ファイトケミカル、ビタミン、ミネラルといった抗酸化栄養素の供給源です。

腸内環境を善玉菌優位にする食物繊維、がんを防ぐ抗酸化栄養素が豊富に含まれている生の野菜や果物は、大腸がんをはじめとするがんの予防に極めて重要な食品なのです。

日本人の大腸がん急増の背景は、

①野菜その他の食物繊維の不足
②生野菜、果物といった酵素を含む抗酸化栄養食の不足
の2点に尽きるといえるでしょう。

腸でつくられる「短鎖脂肪酸」で免疫力がアップ!

また、これからは「短鎖脂肪酸」抜きに腸の健康は語れないだろうと思います。

短鎖脂肪酸とは、基本的に脂質が消化されてできる脂肪酸という栄養素の一種です。ただし腸内では、水溶性食物繊維から短鎖脂肪酸がつくられています。

私たちの体は水に溶けない「不溶性食物繊維」は消化できません。しかし、「水溶性食物繊維」は、腸内の善玉菌が分解して短鎖脂肪酸をつくっているのです。

短鎖脂肪酸には、酢酸《さくさん》、酪酸《らくさん》、プロピオン酸などがあり、実に多くの働きをしています。

まず、悪玉菌の繁殖しにくい「酸性」の環境をつくるほか、腸壁を守る粘液を分泌する粘膜細胞を増やしたり、大腸の水分吸収を促したりします。また、大腸のぜん動運動を促進させ、便秘を防ぐ働きもしています。

腸の免疫力を高める短鎖脂肪酸

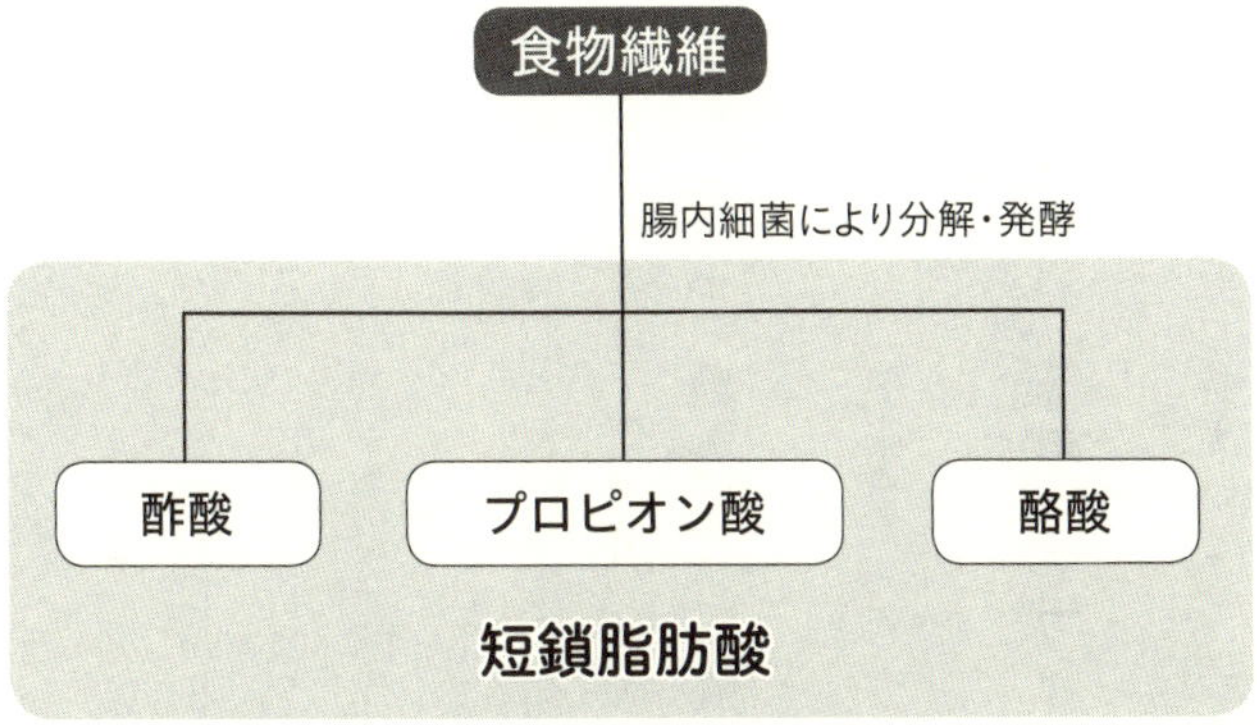

同時に、短鎖脂肪酸はミネラル、とくに亜鉛、鉄、カルシウム、マグネシウムといった重要なミネラルの吸収にもかかわっています。

さらに、短鎖脂肪酸は非常に短いため、体内に吸収されてすぐに液状化します。そして、多くが粘膜を守る粘液など、さまざまな体液の材料となるのです。

これは健康の維持に極めて重要な要素です。全身の臓器の粘膜を守っている粘液の産生が、短鎖脂肪酸次第といえるからです。

腸炎や胃炎など慢性の消化器疾患を抱えている人や、カゼをひきやすい人などは、水溶性食物繊維が不足しているか、腸での発酵がスムーズにおこなわれず、短鎖脂肪酸が不足している可能性があります。

胃潰瘍や便秘などを防ぎ、がんをはじめとするさまざまな病気を防いでくれる短鎖脂肪酸は、腸の健康のキーワードといえます。食物繊維の摂取は、十分な短鎖脂肪酸を確保する意味でも、健康のカギを握っているのです。

逆に、便秘をすると、短鎖脂肪酸がつくられず、腸内のpH《ペーハー》がアルカリ性に傾き、悪玉菌の繁殖が起こります。善玉菌が発酵作用で短鎖脂肪酸をつくるのに対し、悪玉菌はアンモニアやアミン類を大量につくり出します。すると、小腸、大腸は炎症だらけとなります。

さらに、腸から吸収されたアミン類が全身に回って影響を及ぼし、さまざまな病気につながります。その害は、胃潰瘍、糖尿病、後述するリーキーガット症候群や、胆管炎、胆のう炎、膵炎《すいえん》のほか、動脈硬化、心臓病、果ては脳卒中や全身各部のがんにつながっていきます。

腸の若さは、全身の健康を左右しているのです。

下痢や便秘は〝未病〟のサイン

久しぶりに同窓会に出席したら、年齢より若くはつらつとした人がいる一方で、随分老け込んでしまった人がいて、驚いたという経験はありませんか？

私は、10年ほど前に高校の同窓会に出席したとき、そういう現実を目の当たりにしました。同級生の多くが老け込んでいたからです。

でも、なかには極めて若々しい同級生もいました。こういった若々しい人というのは、実は腸がとても元気で若いのです。逆に年齢より老けて見えてしまう人は、腸そのものが老化しています。

いつまでも健康で、元気に人生をエンジョイしたいというのは、誰もが望むことです。そこでキーワードになるのが「腸の若返り」です。腸をよくすれば若くなるし、腸を悪くすればすぐに老けるのです。

そして、若々しい腸を保つために欠かせないのが「食物繊維と酵素たっぷりの食生活」です。

最近、病気というほどではないけれど、何となく体の調子がよくないという人が増えています。東洋医学では、こういった状態のことを〝未病《みびょう》〟と呼びます。ストレス社会に生きる現代人の中には、未病の状態の人が、何と多いことでしょう。

未病の状態にある人たちの中には、便秘や下痢が習慣化している方がたくさんいるはずです。

なぜなら便秘や下痢は腸からのSOSサインだからです。腸の不調はあらゆる体の不調を引き起こし、そのまま放っておくと、がんや心筋梗塞、脳梗塞など、多くの病気の原因になる危険があります。また、目が悪くなるのも、肌が汚くなるのも、耳鳴りも、すべて実は腸の不調が原因なのです。

「私は便秘体質だから」と数日間便通がなくても、それを異常なこととは思わずに、自分の体質だと思っている人も多いようです。

しかし普通に1日3食とっていて、何日も便が出ない状態は、体にとっていいわけはありません。

逆に、1日に何度もトイレに駆け込むような下痢症の人もたくさんいます。しかし「昨日、油っこいものを食べたから」「寒くて冷えたから」などと、自分の食生活を根本的に見直すことなく、何となくその場しのぎで過ごしてしまっているケースがほとんどでしょう。

あなたがもし、便秘や下痢を繰り返しているなら、食生活はもちろん、ライフスタイルそのものを、しっかり見つめ直す必要があります。

便秘や下痢を繰り返す人は、食べたものがきちんと消化されていません。消化不良が続くと、腸の中には未消化の食べ物が腐敗して、残ることになります。そしてこれが「宿便」となって、さまざまな体の不調を引き起こす原因になります。

消化を簡単に理解するには、人間の腸を「圧搾機《あっさく》」と考えるとわかりやすいでしょう。よく絞られた汁は栄養素、絞りカスは便なのです。消化がよいというのは、よく絞られた状態で、下痢や便秘をするというのは、あまりよく絞られていない（＝消化不良）状態なのです。

きちんと食べたものが消化されて、質のよい、よく絞られた栄養素が吸収され、はじめてエネルギーに変えることができるわけです。これが円滑でないと、私たちの体は健康を保つことができません。

この消化・吸収のプロセスに、大きな役割を果たしているのが「酵素」です。

「酵素」とは、人間の生命活動になくてはならない物質です。酵素には大きく分けて「消化酵素」と「代謝酵素」があり、この両方が十分体内にある状態だと、人は病気にかかりにくくなり、老化のスピードも遅くなります。

簡単に説明すると「消化酵素」は文字どおり、食べ物の消化にかかわる酵素です。つまり、栄養素をよく絞るための圧搾機こそ、消化酵素だといえます。

そして消化・吸収された栄養素などを血や骨、筋肉などに変え、体をスムーズに活動させるために不可欠なのが「代謝酵素」といえます。

酵素は体内でつくられるだけでなく、食事からとることができます。生の野菜や果物などには、たっぷり酵素が含まれています。普段の食事でしっかり酵素をとるように心がけていれば、消化・吸収を助けてくれます。

逆に揚げ物などの油っこい料理や肉類中心の食生活、過度の飲酒などが習慣になっていると、酵素をとることができないばかりか、体の中の酵素が過剰に使われ、浪費してしまうことになります。

こうした酵素不足の生活が続くと、「消化・吸収・代謝」という健康と若さに欠かせないサイクルがうまく機能しなくなります。その結果、あなたの腸はどんどん老けて、全身が老化し、慢性病になるおそれがあるのです。

悪玉菌の繁殖で腸がどんどん老けていく

最近はトクホをはじめ「善玉菌を増やす」とうたった健康食品を見かけます。腸の若さを保つためには、この「善玉菌」は欠かせない存在です。

人間の大腸には、400〜500種類、100〜400兆個もの細菌がすみついています。この中には大きく分けてビフィズス菌や乳酸菌のような体にいい影響を与える「善玉菌」、クロストリジウム（ウェルシュ菌）や大腸菌などの悪い影響を与える「悪玉菌」、そしてどちらか優勢なほうにつく「日和見《ひよりみ》菌」の3種類があります。

腸内細菌の総量はほぼ決まっていて、善玉菌が増えれば、悪玉菌は減ります。逆に悪玉菌が増えれば、善玉菌は減ってしまいます。

健康な人の大腸を調べてみると、善玉菌が25〜30％、悪玉菌が4〜6％、そして日和見菌が約70％と、善玉菌が優位になっています。

しかしがん患者の便を調べてみると、悪玉菌が30％以上、善玉菌は0に近くなってしまっているのです。

健康な人の便とがん患者の便

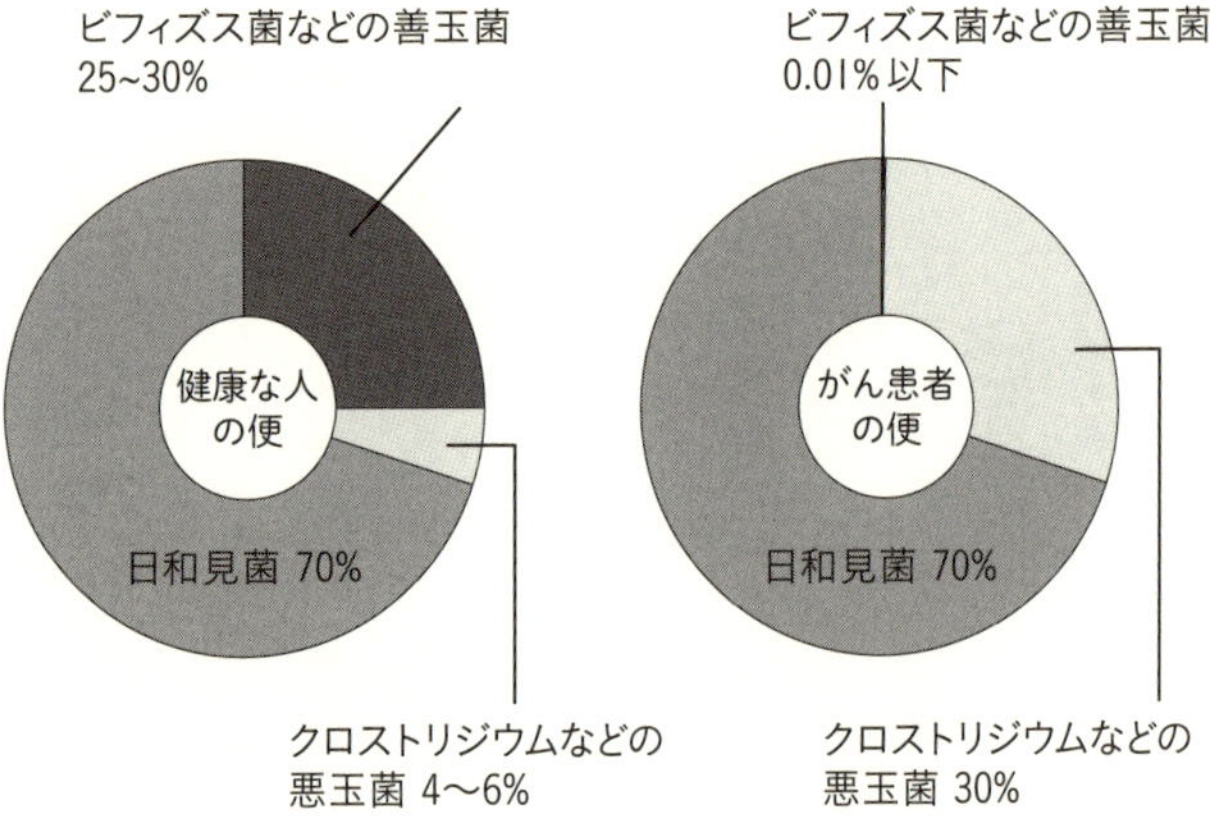

悪玉菌が増えると、腸内の腐敗現象はどんどん進行し、体全体の老化現象を加速させます。なぜなら腸が腐敗すると血液が汚れ、活性酸素が極めて多く発生し、全身の動脈硬化を起こすからです。細胞が汚れる「細胞便秘」を起こすこともあります。

それゆえ、私たちが健康で長生きするためには、腸内環境を整え、善玉菌を増やし、腸の老化を防ぐことが一番の近道なのです。そして、善玉菌を増やすには、酵素たっぷりの食生活を送ることが、何よりも最高の方法です。

焼肉やステーキのような脂っこい肉料理を、個人が持っている消化能力（消化酵素の量）を上回って多量に食べると、消化し切れない肉の残骸が未消化のまま胃から腸へと送り込まれることになります。そして腸内でこれが腐敗し、腸内環境を破壊する悪玉菌を発生させます。肉は食物繊維がゼロであり、絞りカスの便ができにくいからです。しかも高タンパクなため、消化に手間がかかります。

こういった食生活を続けていれば、いつ大腸がんになってもおかしくありません。

腸内の善玉菌を増やすためにも、肉は控えめ、酵素たっぷりの野菜中心の食生活は、とても大事なのです。

全身の免疫に影響を与えている腸

私たちの体は、毎日摂取する食べ物によって維持されています。そしてこの食べ物を消化・吸収して体内に取り込むプロセスを担当するのが、胃、腸などの消化器官です。

食べ物の通り道である口から胃、小腸、大腸、肛門までは〝内なる外〟といわれています。胃腸など消化器官の内壁にある粘膜は、食べ物などと一緒に入ってくる細菌や抗原と常に接触しているわけです。

これらの外敵から体を守るために、小腸、大腸の腸管粘膜には、全身の70％ものリンパ組織が集まっていることがわかっています。すなわち、私たちの腸は最強の防御力である〝腸管粘膜免疫〟を備えているのです。

これらのことは免疫学の世界でも最近になってわかってきたため、腸管粘膜免疫は「免疫の新世界」「免疫の新大陸」などと呼ばれています。

なかでも小腸には、体中のリンパ組織の6割くらいが集まっています。食物を吸収する役割を担う小腸は、体の中でもっとも異物が侵入しやすい場所だからです。

小腸のリンパ組織は、抗体（抗原の侵入に反応してつくられ、抗原に対する免疫性を発揮する物質）をつくったり、リンパ球を活性化したりします。活性化されたリンパ球は腸内だけにとどまらず、全身のリンパ球を活性化します。そして、その一部は腸管のリンパ組織に戻ってきます。

全身の免疫を担うこの組織の素晴らしい働きによって、私たちは病気にならず、いつまでも健康で若々しくいられるわけです。

そして、私たちが自分の体に備わった免疫システムを最大限に活用するためにも、食生活はとても大きなカギを握っています。

健康のために添加物の少ない食材、低農薬で低肥料または無肥料の野菜をとることはもちろん、食物繊維と酵素たっぷりのメニューを心がけるようにしたいものです。

また免疫は、自律神経によって調整されています。過度のストレスを感じると、自律神経の働きが悪くなり、免疫力が落ちてしまいます。

酵素たっぷりの食事に加え、なるべくストレスをためないような生活を送ることも、免疫力をアップして、若さと健康を保つためには欠かせないのです。

腸が喜ぶ生菜食と発酵食品

若さと元気の源である腸の健康を保つには、善玉菌の助けが欠かせません。また体の免疫力を支える〝腸管粘膜免疫〟を活発にするにも、やはり善玉菌を増やし、悪玉菌を減らすことが重要です。

善玉菌の代表選手といえば、ビフィズス菌。ヨーグルトや健康飲料で「ビフィズス菌入り」を売り文句にしている製品は、たくさんあります。しかしビフィズス菌は本来、人間の腸の中に存在するものです。

腸内にあるビフィズス菌をはじめとした善玉菌（特に腸球菌）の最大の恩恵は、病原菌による腸管感染や食中毒から、体を守ってくれることです。腸内で腐敗菌の増殖を抑え、腸内環境をきれいに整えてくれる効果があります。

またビフィズス菌がつくる酢酸、乳酸は腸のぜん動運動を促して、便秘を防ぎます。発がん物質を分解、吸着して排泄する効果もあります。血清コレステロールを下げる、ビタミンB群を産生する、下痢の予防などの効果もあります。

さらに免疫機能を刺激し、免疫物質を活性化する効果があるので、腸の中が善玉菌優位の人は、免疫力が高くなるわけです。

逆に善玉菌が減ってしまい、クロストリジウムや大腸菌などの悪玉菌が増えると、体の免疫力は一気に下がってしまいます。また善玉菌が減ってしまうと腸内腐敗がさらに進み、すでに述べたように、大腸がんになる危険度が高くなります。最近では、「ありとあらゆるがんはクロストリジウムが原因で起こる」ともいわれています。

タンパク質が多く、繊維質が少ない「高タンパク低繊維食」を続けていると、タンパク質が消化不良を起こします。そしてアンモニアや硫化水素、インドール、スカトールなどの「第二級アミン」が発生します。

また脂肪が多く、繊維質が少ない「高脂肪低繊維食」を続けていると、胆汁酸が変化を起こし、「二次胆汁酸」になります。

この第二級アミンに二次胆汁酸がくっつくと、ニトロソアミンという発がん物質が発生します。そして、大腸がんやそのほかのがんの原因になっていくのです。

食物繊維の少ない炭水化物（甘い菓子や白米、うどん、スパゲティ、パンなど）ばかりの過食もよくありません。こういった食事を長く続けると、糖尿病になりやすくなるだけでなく、低血糖による精神不安定が多く起きたり、心臓病や高血圧、脳卒中や痛風といった疾患につながっていくからです。

悪玉菌を減らして善玉菌を増やすには、食生活を整えることが一番の近道であり、「低タンパク低脂肪&高繊維」の食事が基本です。

善玉菌を増やすためにビフィズス菌入りのヨーグルトや健康食品をとることも悪くはありません。しかしそれよりも、腸内にすんでいる善玉菌のエサになり、有害物質の排泄にも役立つ「繊維質」の野菜や果物を、毎食のメニューに欠かさず十分にとるのが一番です。

それには、良質の生味噌や、後ほど紹介する鶴見式の「発酵野菜」をたっぷりとることが大変効果的です。善玉菌を増やすと同時に、酵素もとることができます。

私の患者さんの中には、食事を変えたことで、健康を取り戻した方がたくさんいます。

食事をよくし、水をよくすること以上に、健康を保つ道はないといえるほどです。

まずは腸内腐敗の原因となる肉食を控え、食物繊維豊富で酵素たっぷりの生野菜や果物、善玉菌を増やす発酵食品中心の食生活を心がけてみましょう。

便は体からのメッセージ

あなたは毎日、きちんと排便がありますか？　排便があっても、便が硬かったり、臭かったり、下痢気味だったりしませんか？

腸の内部の状態は、内視鏡でも使わなければ目で見ることはできません。でも実は、毎日の排便をチェックすることで、あなたの腸が元気かどうかはすぐにわかります。

排便の回数、便の量、色・形、においは、あなたの腸内環境の良し悪しを如実に反映し、表しているのです。

日本人の場合、健康な状態であれば排便回数は1日1回が普通です。数日に一度しか便が出ない、逆に1日に何度も下痢をしてトイレに駆け込むという人は、要注意です。

また便の量ですが、日本人の平均的な1日の排便量は、125～180グラムといわれています。食物繊維を多くとっている人は便の量が増えて、200〜300グラムくらいになります。

とはいっても、便の量は個人差もあり、同じ人でも日によってもかなり変わりますので、これはひとつの目安だと思ってください。

ちなみに肉類をよく食べる欧米人の場合、排便量の1日平均は60〜90グラムで、排便回数は1週間に5回程度という調査結果があります。

逆にイモ類が主食で、野菜や果物をよく食べるパプアニューギニアの高地民族は、1日に1キログラム近い量の便を出すという調査結果もあります（大阪市立大学の小石秀夫名誉教授の調査による）。また、最近知ったのですが、ある本によると、縄文時代の人々もほぼ同様で、1日1キログラムもの大便を出していたと書かれていました。その結果、長寿だったともいわれています。

日本人でも野菜や果物をあまり食べず、肉類を多量に食べている人は、便の量が少なくなり、排便回数も減ってきます。

次に色ですが、腸内環境がいい状態の人の便は黄色っぽい色をしています。逆に肉類中心で脂肪の多い食事をしていると、便の色は黒や茶色っぽくなります。

普段より黒い便や、どす黒い便が続いたときは、気をつけてください。胃や腸のどこかで出血を起こしている可能性があります。なかでもコールタール状の便の場合は、胃潰瘍や十二指腸潰瘍、胃がんなどの疑いがあります。

また健康な人の便は、適度な水分を含んでいます。ウサギの糞のような硬くてコロコロした便や、水のような下痢が続いている人は、要注意です。胃腸などの消化・吸収機能が落ちていると考えられます。コロコロした便は、質のよい脂肪が不足しているときに出やすく、逆に水っぽい便は脂肪過多で起こりやすいといえます。

便のにおいが極端に臭いという人も、腸内環境に問題がある証拠です。

便のにおいのもとは、インドール、スカトール、硫化水素、アミン、酢酸、酪酸などの物質です。アンモニアの代謝物が増えたときに、これらが発生します。

このうち悪臭の原因になるのは、インドール、スカトールなどです。これは、タンパク質が腸内細菌によって分解されたもの。肉類をたくさん食べる欧米型の食生活をしていると、便のにおいも強くなるわけです。

硫化水素やアミンは、タンパク質が腐敗するときにできる物質で、悪臭がします。

つまり便が臭いということは、タンパク質のとりすぎで、腸内で消化し切れないタンパク質に、腐敗菌がたかって多くなったためと考えられます。

最近は芳香剤が普及し、消臭効果のある便器を使っている人も少なくありません。また水洗トイレですぐに便を洗い流してしまって、においをチェックしにくい場合もあるでしょう。しかしなるべく毎日の排便時に、量や色・形はもちろん、においもチェックする習慣をつけましょう。

いい便を出すためには、食生活を改善するのが一番です。まずは消化・吸収を効率よくおこない、必要な栄養素をしっかりとれる「酵素たっぷりの食生活」が何よりです。

生の野菜や果物を、毎食たっぷりとるようにする。これだけでも、あなたの便は見違えるように変わっていくことでしょう。

食物繊維が「第六の栄養素」と呼ばれる理由

食物繊維の多い食事をとるようにすると、排便量が増え、食物の腸内通過時間が短くなります。腸内の通過時間が短くなるということは、腸内に残って腐敗することが少なくなり、常に腸がきれいな状態を保てるといえます。

生の野菜や果物には、もちろん食物繊維が含まれています。ほかに海藻類や豆類、キノコ、イモに加え、玄米、フスマ、アマランサスなどの穀類も食物繊維の宝庫です。

食物繊維は消化されないため、以前は人間にとって不要なものと考えられていました。しかし研究が進み、食物繊維不足の食生活をしていると、便秘はもちろんですが、肥満や大腸がん、糖尿病、心臓病、高血圧などの原因になることがわかってきました。

現在では、食物繊維は「第六の栄養素」と呼ばれています。

食物繊維の摂取が極めて重要な理由として、次のようなことも挙げられます。

食物繊維は糖の急激な吸収を抑え、食後の一時的な高血糖や、それに伴うインスリン・スパイク（インスリン過剰出現）を抑えてくれます。

白米や菓子パン、甘い菓子、うどん、ラーメンといったほとんど繊維のないものをたくさん食べると、必ず食後一時的に血糖値は上昇します。

血糖値を上昇させる速さは食品によっても異なり、その速さを示すのがＧＩ値（グリセミック指数）です。そして、食物繊維の少ない炭水化物ほど高ＧＩの傾向があります。

血糖値が急激に上がると、インスリンは血糖を減らす目的で出現します。この高血糖やインスリン・スパイクが頻繁《ひんぱん》に起こると、さまざまな病気につながるのです。

1日の血糖値の変動(イメージ)とインスリン・スパイク

正常

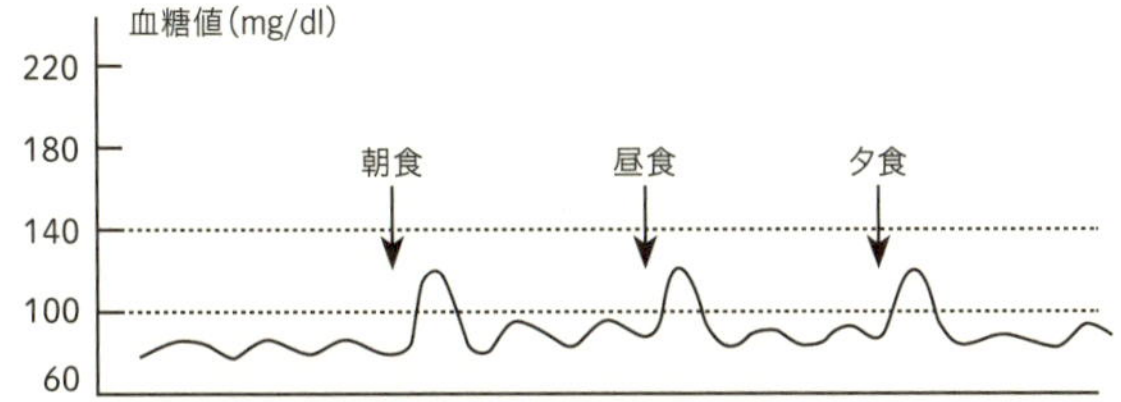

70〜140mg/dlのあいだを推移。食後は110mg/dl程度まで上がるが、1時間程度で下がる。

軽い異常(食後高血糖)

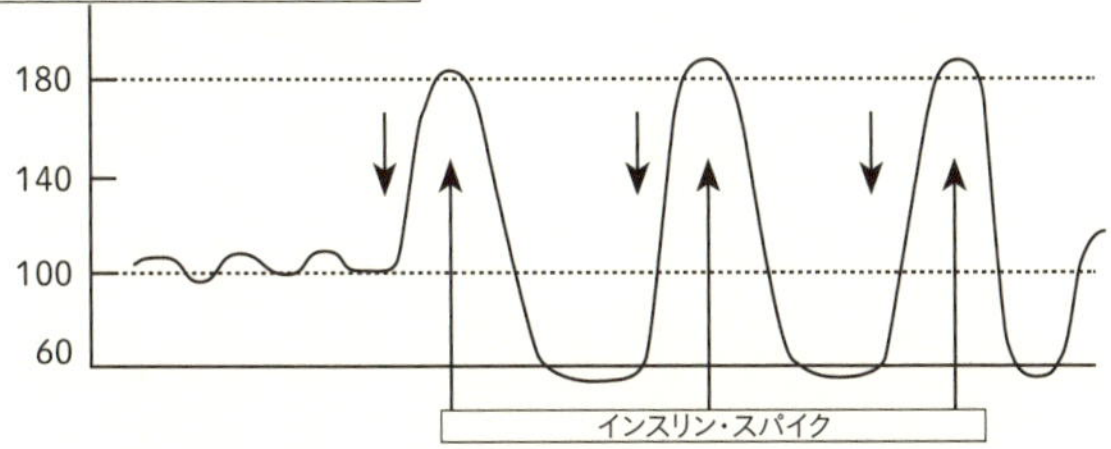

食後から急上昇し、1時間以内に180mg/dl程度になる。インスリン反応が強すぎて、低血糖をきたすパターン。

2型糖尿病

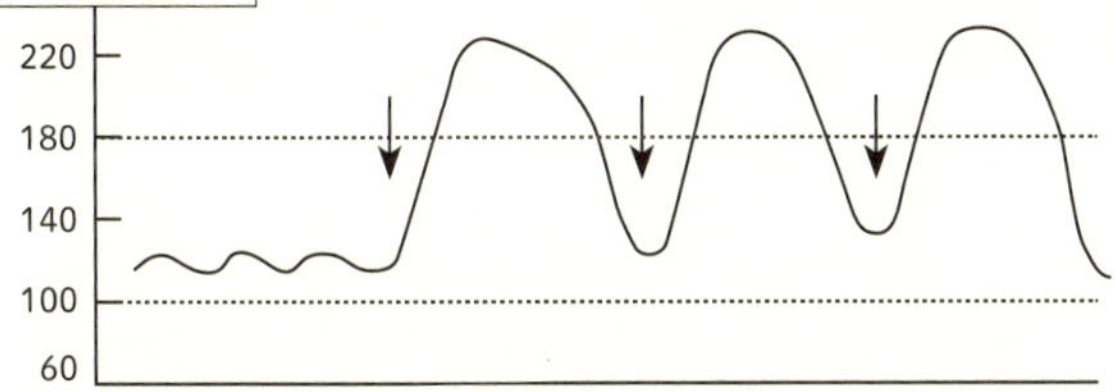

食後から急上昇し、1時間以内に200mg/dlを超える。次の食事の前まで高血糖状態が続く。

東京慈恵会医科大学西村理明准教授のデータをもとに作成し、改訂

インスリン・スパイクが起こると、まずは一時的な低血糖となり、その結果いくつもの悪しき現象が起こります。

血液はルロー（赤血球がくっついた状態）となって末梢に流れにくくなります。そのため、手足の冷えはもとより、慢性化すると動脈硬化を招き、高脂血症、高血圧、心・腎・脳疾患などにかかる危険を高くします。女性なら子宮や卵巣の異常（子宮筋腫、生理不順、生理痛など）が起こりやすくなります。

インスリン・スパイクが頻繁に続くと、成長ホルモンなどの分泌が抑制されます。その結果筋力は弱くなり、成長期だと低身長や虚弱体質の原因のひとつになります。脂肪を燃やすことができなくなり、ＢＭＩや内臓脂肪指数が高くなります。

血糖値が不安定だと膵臓は疲れ果て、インスリンを徐々に出さなくなり、二次性糖尿病を引き起こします。また、脳にも悪い影響が及び、キレやすくなったり、うつ病などの原因となったりする場合もあります。体内のホルモンバランスや脳内化学物質（セロトニン、アドレナリン、アセチルコリン、メラトニンなど）の出現に異常をきたし、特殊な病気にもつながるのです。

これらの発端となるのがまさに低繊維食です。低繊維食を続けるのは、とても怖いこと

おもな食品のＧＩ値

ＧＩ値は、ブドウ糖を100としたとき、それぞれの食品の血糖値が上がるスピードを示したもの。◎は積極的にとりたい食品。○は食べてよい食品。△はあまり食べないほうがよい食品。×は食べないほうがよい食品。

【低GI（60以下）の食品】

GI値	食品	おすすめ度
18	くるみ	◎
18	ピスタチオ	◎
28	ピーナツ	◎
32	春雨	◎
33	アーモンド	◎
34	ナッツ	◎
45	ゴボウ	◎
48	はと麦	◎
49	赤米	◎
50	全粒粉パン	◎
55	五穀米	◎
55	サツマイモ	◎
55	オートミール	◎
56	玄米	◎
57	粥	◎
58	五分づき米	◎
58	ぎんなん	◎
58	ライ麦パン	◎
59	そば	◎
60	栗	◎

【中GI（70〜61）の食品】

GI値	食品	おすすめ度
62	パイナップル（缶詰）	○
63	桃（缶詰）	○
64	サトイモ	○
65	ドライバナナ	○
65	アイスクリーム	×
65	パイナップル	○
65	片栗粉	○
65	白玉粉	○
65	パスタ	○
65	玄米フレーク	○
65	ナガイモ	○
65	カボチャ	○
68	そうめん	○
68	クロワッサン	×
69	カステラ	×
70	胚芽米	×
70	クラッカー	×
70	パン粉	○
70	トウモロコシ	○

【高GI値（71以上）の食品】

GI値	食品	おすすめ度
71	マカロニ	×
71	中華麺	×
73	メープルシロップ	△
73	インスタントラーメン	×
73	コショウ	△
74	切り干しダイコン	○
75	ヤマイモ	△
75	ベーグル	×
75	チーズケーキ	×
77	クッキー	×
77	赤飯	×
78	つぶあん	×
79	みたらし団子	×
80	もち米	×
80	ニンジン	△
80	あん団子	×
80	こしあん	×
80	ホットケーキ	×
80	ドーナツ	×
80	チョコレート	×
82	ケーキ	×
82	ナン	×
82	イチゴジャム	×
83	バターロール	×

GI値	食品	おすすめ度
83	さらし飴	×
84	白米	×
84	かりんとう	×
85	もち	×
85	うどん	×
86	キャラメル	×
88	はちみつ	×
88	大福もち	×
88	ビーフン	×
89	せんべい	×
90	ジャガイモ	△
91	食パン	×
93	水飴	×
93	フランスパン	×
95	あんぱん	×
95	どら焼き	×
99	黒砂糖	△
108	三温糖	×
108	キャンディ	×
109	粉砂糖	×
109	上白糖	×
110	グラニュー糖	×
110	氷砂糖	×

なのです。食物繊維が「第六の栄養素」と呼ばれるのも当然のことでしょう。

実は危ない！　臭くて音がしないおなら

「おならの音がすると恥ずかしいから、音の出ないおならのほうがいい」と、あなたは思っていませんか？

実は音のしないおならというのは、腸内環境に問題があるときに出るものです。また、臭いおならに悩んでいる人も、腸内で腐敗が進み、悪玉菌が増えているおそれがあります。

「臭くて、音のしないおなら」が出がちな人は、腸内環境の黄色信号がともっていると思ってください。

一般におならの成分は、窒素が23～80％、水素が0・06～47％、炭酸ガスが5・1～29％、メタンが0～26％の割合です（光岡知足・東京大学名誉教授の研究による）。

しかしこれらの主要成分は、いずれも無臭のガスです。あのおなら特有の悪臭は、便に含まれるのと同じ、アンモニア、硫化水素、インドール、スカトール、アミンなどの微量のガスによるものなのです。

水素、メタン、炭酸ガスなどは、糖質を分解することで発生しますが、悪臭の元凶となるインドール、スカトール、アミンなどは、すべてタンパク質からつくられています。

肉や魚などのタンパク質が多い食物をたくさん食べる生活を続けていると、腸内腐敗が進み、おならも臭くなっていくというわけです。

さらにこの悪臭の原因となるインドールに、食品添加物の発色剤として使われている亜硝酸ナトリウムを加えると、ベンツピレンに匹敵する発がん物質が発生するという報告があります（国立がんセンター発がん研究部による）。

腸内発酵で発生するガスは、おならとして排出するとき音がしますが、腐敗で発生したガスは音がしません。

音なしのおならで、においが臭いという人は、腸内が腐敗している可能性が高く、がん患者候補生になっているのです。

農学博士の小牧久時氏が計った糞便中のインドール、スカトールの量のデータがあります。ネコの糞便のインドール、スカトールを１００とした場合、草食動物のゾウは13、ウシは16、ウマは24です。人間も草食をしていれば11ですが、肉食を主にしている人の場合は、なんとその数値が１１４にも跳ね上がります。

ネコの糞便はとても臭いですが、これはインドール、スカトールが多量に含まれているからなのです。肉を食べすぎる食生活を続けていると、人間の糞便もネコ以上に臭くなってしまうというわけです。

おならのにおいに悩んでいる人は、ただ単に格好悪いとか、人に迷惑だというだけでなく、腸内環境が悪化しているのですから、すぐに食生活を見直す必要があります。

同じタンパク質でも、大豆などに含まれる植物性タンパク質は、食物繊維やビタミン、ミネラル、ファイトケミカル（植物由来の栄養素）が多いため、良質なタンパク質といえます。しかしそれとて肉ほどではありませんが、とりすぎると腸での腐敗は起こります。よいものだからといっても、とりすぎはやはり問題なのです。

とにかく肉や魚は控えめに、野菜や果物をたっぷりとり、そのほか豆、キノコ類、イモ、海藻を適宜食べることが、何よりの健康法といえます。

がん予防によい食生活やレシピについては追って詳しく解説していきますが、まずはこの食事の基本原則を覚えておいてください。

——清潔さをこれほど重視している世の中にもかかわらず、体の中が不潔になっていることから発生するトラブルについて、心配する人はほとんどいない。

これは、ローフード（生食）の母ともいわれる自然療法医アン・ウィグモア博士の言葉です。あなたは、体の中の不潔さをきちんと気にしているでしょうか？

タバコを吸わない女性に、なぜ肺がんが増えているのか

現在、日本人の死因のトップは「がん」です。昭和20年代後半から50年代半ばまでは、脳血管疾患がトップでした。しかしここ30年以上、がんがずっと1位です。

しかも今もその増加率は上がり続け、肺がん、大腸がん、膵臓がん、そして乳がんの死亡者数は、著しい増加傾向にあります。

がんを引き起こす原因として、多くの方が思い浮かべるのが「タバコ」でしょう。タバコの煙には、発がん物質を含む200種類以上の有毒物質が含まれています。

喫煙者はタバコを吸わない人に比べて、肺がんになる確率が2～4倍以上も高くなるといわれています。またタバコは肺がんだけでなく、ほかにもさまざまながんの元凶になっていることは、間違いありません。

がん予防の基本中の基本が禁煙といえますが、最近はタバコを吸わないのに、肺がんに

かかる方（特に女性）が増えています。

肺がんと喫煙には密接な関係があるため、非禁煙者の肺がん増加を、医療関係者も大変不思議がっていました。しかし、このタイプの肺がんは、喫煙の習慣とは関連のない「肺腺がん」であることがわかってきました。

そしてこの肺腺がんの原因は、なんと大腸内の悪玉菌が出す「ホルモン物質」が原因ということが、ほぼ間違いないというのです。

さらに、女性に特有の乳がんの原因も悪玉菌であることが、最近指摘されはじめています。乳がんは、女性ホルモンのエストロゲンが過剰になったときに起こりやすいと考えられていますが、腸内細菌の悪玉菌・クロストリジウムが、この女性ホルモンとよく似たホルモンをつくり出すようなのです。

そのため、この悪玉菌が大腸内で増えると、乳がんにかかる危険が高くなります。ほかにも、女性なら子宮がん、男性なら前立腺がんなども同様に、腸内の悪玉菌がつくるホルモン物質が関係しているようです。

これは私の仮説ですが、大腸内にクロストリジウムが多いと、肺腺がんや乳がん、子宮がん、前立腺がんなどにかかる確率が高くなるのではないかと思われます。

つまり、あなたがタバコを吸っていなくても、腸内環境を悪化させるような食生活を続けていると、がんにかかりやすい体になってしまうといえるのです。

ちなみにアメリカのカリフォルニア大学では、次のような研究結果を発表しています。乳がんの予防検診に訪れた女性の乳房の細胞を採取して調べたところ、「便通が週2回以下の便秘状態の人に、がん細胞に転移しやすい異常細胞がある人が圧倒的に多かった」ということです。このデータからも、腸内環境の良し悪しとがんの関係性は、よくわかります。

がんを予防するためには、正しい食生活と、十分な休養が大切です。実は人間の体内では、毎日がん細胞ができています。しかし眠っているあいだに私たちの免疫システムが働き、がん細胞をやっつけているのです。

酵素と食物繊維たっぷりの食事で、スッキリと消化・吸収、排泄のプロセスが進むように心がけ、いい便を出していれば、がんの原因になる腸内の悪玉菌も増えにくくなります。がん予防にも、腸内環境をよくすることは何より大切なことなのです。

腸内の腐敗がリウマチを引き起こす!?

全身の関節が腫《は》れて痛むリウマチは、多くの方が悩まされている難病です。患者さんによって痛みの出る場所や症状はさまざまで、その根本的な原因はまだはっきり解明されていません。治療方法も確立されておらず、西洋医学では痛みを抑えるなどの対症療法（そのときどきの症状に応じた治療法）しか打つ手がない状態です。

しかしどうやらこの病気も、私たちの腸内腐敗が大きな原因になっているようなのです。1990年、愛知医科大学の青木重久教授は「リウマチは腸内の大腸菌O‐14株とクロストリジウムの抗原抗体反応が原因である」と発表しました。つまりリウマチは、免疫疾患の一種であるというわけです。

この研究結果をもとに、私はリウマチ患者にファスティング（断食）や酵素サプリメント、免疫機能強化サプリメントの投与などの「腸内環境を整える治療」をおこないました。するとどうでしょう。20年以上リウマチに悩まされていた患者Aさん（67歳、女性）は、長年の苦しみがウソのように、快方に向かっていったのです。

Aさんは、3年前からステロイドを使っていたそうですが、痛みは一向に治まらず、赤く腫れ上がるほどに悪化したそうです。ところが、ファスティングやサプリメントの投与をおこなったところ、腫れは完全に消えて、ステロイドも徐々に減らすことができ、半年後には使用を中止することに成功しました。ちなみに、ステロイドホルモンの長期摂取は強い副作用が出るだけでなく、突然死するケースも多いのです。

またこの治療法が大変効果的だったのは、腸内環境の改善に加えて、タンパク質分解酵素であるプロテアーゼのパワーも挙げられます。アメリカ製のプロテアーゼのサプリメントには、鎮痛消炎剤に勝るとも劣らない痛みへの有用性があります。しかも、鎮痛消炎剤に見られる胃炎・腸炎といった副作用もまったくなく、免疫は高く保ったままというメリットがあります。

プロテアーゼはがんの治療にも大変有用なことがわかってきています。体力を上げながら治すことのできる酵素療法は、本当にありがたい限りなのです。

リウマチに限らず、アレルギー性のぜんそくや、たくさんの方が苦しんでいる花粉症なども、自己免疫疾患の一種です。食事療法やサプリメントの投与で善玉菌を増やし、腸内腐敗を改善していくことで、現代医学では完治しないといわれているリウマチも、多くの方が悩まされている花粉症やぜんそくも、薬なしで治していくことができます。

世の中には、原因不明の難病と呼ばれている病気が、まだまだたくさんあります。しかし、私が診療してきた経験から、多くの病気が腸内環境をよくすることで、回復に向かっていくと確信しています。それは数多い臨床例から、自信を持っていえます。

日頃から腸内の健康を促進するような食生活を送ることで、リウマチをはじめ、あらゆる病気にかかりにくい体づくりができるようになるといえるのです。

あらゆる病気の元凶となる「リーキーガット症候群」

ここまでの話で、がんやリウマチなど、現代医学において治すことが難しいとされている病気の根本原因は、腸内環境の悪化であることがわかっていただけたと思います。

腸内環境の悪化が招く病気として、私が特に注目しているのが「リーキーガット症候群」（腸管壁浸漏症候群）です。

小腸には無数の絨毛《じゅうもう》部があり、ここから私たちは消化のプロセスを経て分解された栄養素を吸収し、体内に取り込んでいます。ところがこの絨毛部が炎症を起こし、普通なら絶対に吸収しないはずの大きな分子を、血液中に取り込んでしまうことがあります。

するとと、本来それは血液中に存在しないものなので、私たちの体は防御のためにアレルギー反応を起こします。これが引き金になって、ぜんそく、花粉症、アトピーといったアレルギー症状や、膠原《こうげん》病、クローン病、潰瘍性大腸炎、さらに多くの神経疾患が起こるというのです。

それがリーキーガット症候群です。リーキーガット症候群は、1990年頃から少しずつ注目を集めてきました。そして2007年4月にハンガリーの首都ブダペストでおこなわれた肥満栄養学会では、リーキーガット症候群に関する話が、かなり多くの演題で出されていて、この疾患への注目度が一気に高まっていることが明らかになりました。

この学会では、前記の疾患もさることながら、糖尿病、心臓病、肝障害、脳卒中、妊娠中の障害、肥満といった疾患までもが、「リーキーガット症候群」と密接な関係があるとした演題が続きました。

私は実際にそうなのだろうと確信しています。普通は通過しないような分子が通過し、異物が体内に入れば、血液が汚れます。こうした異物が血液中に増えたら、毒素の排泄センターである肝臓が障害を起こしてもおかしくありません。また、脳や心臓が詰まるような病気（脳梗塞や心筋梗塞）につながったとしても、何の不思議もありません。

「腸の老化や異常がさまざまな病気のカギになる」。このことは、リーキーガット症候群の例を見ても明らかです。

なぜリーキーガット症候群が起きるかについては、その患者さんの過去をさかのぼると、ある共通点が見られます。そのひとつが「幼い頃よくカゼをひき、四六時中医者から薬を出されて飲んだ経験がある」こと。そしてもうひとつが「しょっちゅう甘いお菓子を食べていた」ことです。この2つの経験が幼少時から継続している人は、リーキーガット症候群になりやすくなるのです。

リーキーガット症候群にならなくても、「薬」と「ショ糖（白砂糖）からつくられた甘いもの」は、人間の体にとって、毒以外の何ものでもありません。

西洋医学では「病名診断→投薬」が診療の基本になっていますが、医者にいわれるがままに薬を飲み続けていると、必ず体のどこかに異常が出てきます。

薬を飲むことだけに頼らず、病気の原因の根本になる食生活を正していくことが、本当の意味での病気の治療方法だと私は思います。

第2章

腸の若さは「酵素」がつくる！

——健康から美容まで、驚きの酵素の効果

酵素は唯一の〝生きている栄養素〟

体にとっていかに酵素が大切か、おわかりいただけたでしょう。

しかし酵素というものの実体がよくわからない……という方も多いのではないかと思います。そこで、酵素の基本を解説しておきましょう。

地球上に存在するすべての生物は、DNAと酵素によって生命活動を営んでいます。

生命の「物質的な最小単位」は細胞ですが、その核の中に存在するDNAは、細胞分裂の際に自分を丸ごとコピーし、正確に遺伝情報を伝えていきます。そして細胞は、自分が生きていくうえで必要な物質をつくるために、さまざまな酵素を産生しています。

DNAだけあっても生命活動は成り立たず、むしろ酵素のほうがその活動（代謝）を担っているとも考えられるでしょう。だから私は酵素を、単なるタンパク質ではない「生命力の源」と見なしているのです。ビタミンやミネラルが必要なのも、体内で酵素の働きを助けるからであり、だから「補酵素」と呼ばれるのです。

酵素は、多くのアミノ酸からできていますが、大きさはわずか5～20ナノメートル（1

ナノメートルは1ミリの100万分の1）しかありません。そのために顕微鏡で見ることができず、その存在や役割を人間は長いあいだ知ることができませんでした。

その酵素に注目し、世界で最初に「酵素が人の生命活動において何より重要である」と提唱したのが、アメリカで酵素栄養学の第一人者として活躍したエドワード・ハウエル博士（1898〜1986年）です。

ハウエル博士が長い年月をかけてまとめた著書『Enzyme Nutrition（酵素栄養学）』が発表されたのは1985年のことですから、酵素の重要性が語られはじめてから、まだ30年余りしか経っていないことになります。

私は、当時この本に出会って大きな衝撃を受けました。すべての病気の元凶は、生命に欠かすことのできない酵素の不足であると納得できたからです。

それ以来、酵素栄養学に基づく「酵素医療」をクリニックでおこなってきましたが、がんをはじめ治りにくい病気に悩んでいた患者さんたちが、みるみる回復していく姿を目の当たりにして、ハウエル博士の正しさを確信しました。

酵素の活用は、今病気で苦しんでいる方はもちろんですが、病気というほどではないけれども健康に自信がない、年齢とともに体力の低下や体の衰えが気になりはじめているという方たちにとって、とても意義があることです。
なぜなら、私たちの健康は十分な酵素なしでは、ありえないからです。

酵素がたっぷりとれる「ローフード」が人気

酵素を大きく分類すると、私たちの体内にある潜在酵素と、外部から取り入れる食物酵素に分かれます。

潜在酵素はさらに、消化器官内に分泌されて食べ物を分解する「消化酵素」と、さまざまな生命活動を支えている「代謝酵素」に分かれます。

私たちの体内に存在する「潜在酵素」の種類は、実に3000以上あるといわれています。消化酵素だけでも24種類、動脈内にある酵素は98種類にも及びます。

消化酵素が不足すると、食べたものの消化が悪くなり、消化不良を起こしやすくなります。腸内には、消化し切れなかった食べ物のカスがたまり、宿便となって体に悪影響を与えます。

また体内の酵素はほぼ一定量なので、たくさんの消化酵素が必要になると、代謝酵素が

酵素の種類

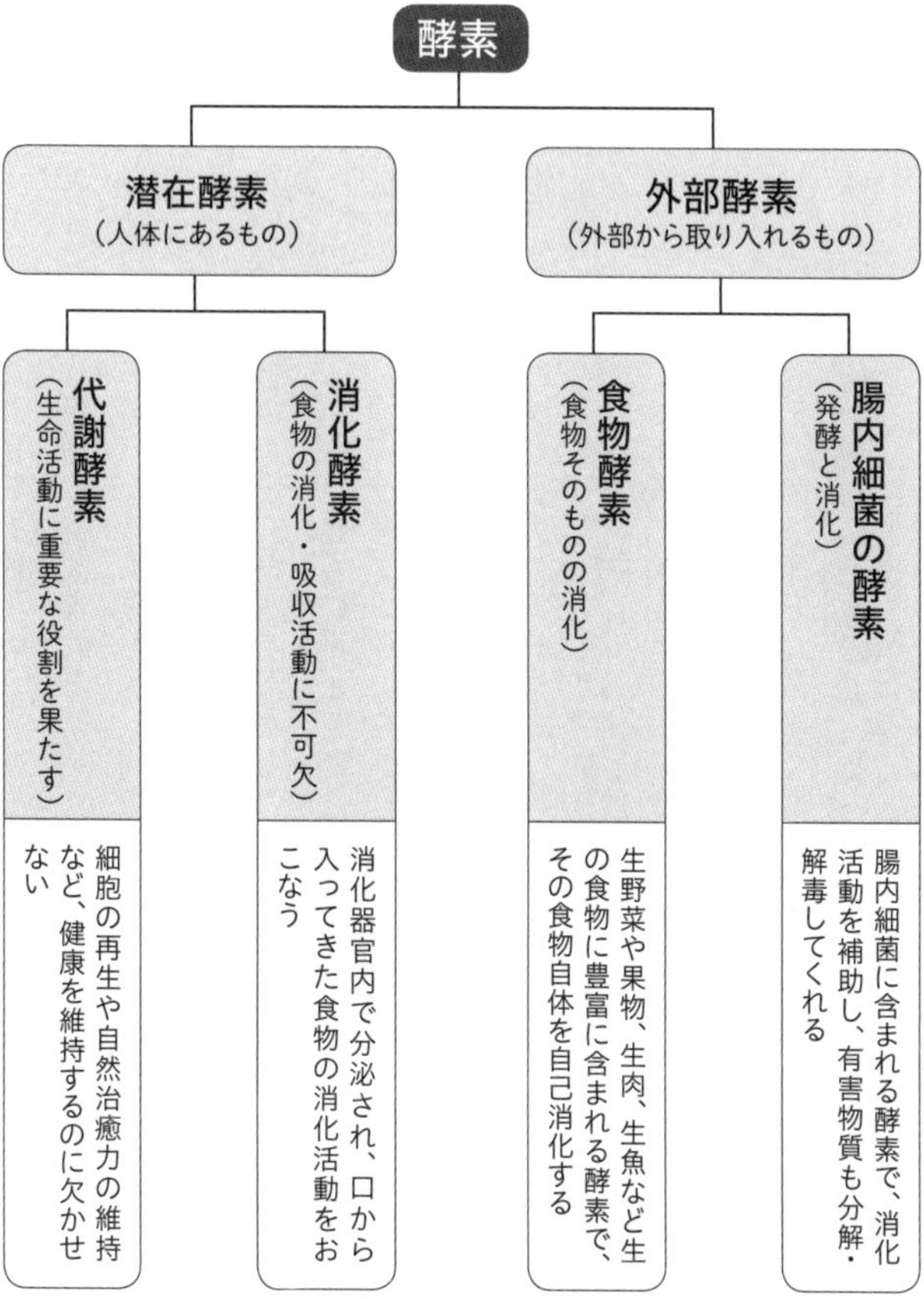
酵素
潜在酵素
（人体にあるもの）
外部酵素
（外部から取り入れるもの）
代謝酵素
（生命活動に重要な役割を果たす）
細胞の再生や自然治癒力の維持など、健康を維持するのに欠かせない
消化酵素
（食物の消化・吸収活動に不可欠）
消化器官内で分泌され、口から入ってきた食物の消化活動をおこなう
食物酵素
（食物そのものの消化）
生野菜や果物、生肉、生魚など生の食物に豊富に含まれる酵素で、その食物自体を自己消化する
腸内細菌の酵素
（発酵と消化）
腸内細菌に含まれる酵素で、消化活動を補助し、有害物質も分解・解毒してくれる

消化に回されることになり、結果的に代謝酵素が不足してきます。

代謝酵素が不足すると、生命活動に必要な化学反応が十分におこなわれなくなり、病気から体を守る免疫力が低下します。その状態が長く続くと、病気にかかりやすくなってしまいます。

健康で長生きしたいなら、体内の潜在酵素を温存しながら有効に代謝に活用していくことが欠かせません。すなわち、年齢とともに不足しがちになる酵素を、食べ物からもたっぷりとり、消化酵素をムダづかいしないことがもっとも必要なのです。

そこでカギになってくるのが、毎日の食事です。酵素は、新鮮な野菜や果物、生の魚や肉などにたっぷり含まれています。ただし熱に弱く、60度になると壊れて活性がなくなってしまいます。48度以上で加熱し続けても急激に不活性化します。

加熱しない生の野菜や果物が食生活に欠かせないのはそのためです。毎食のメニューに生野菜やフルーツを加えれば、酵素をたっぷりとることができます。逆に加熱調理した食べ物ばかり食べていると、慢性的な酵素不足に陥ってしまうといえます。

今、アメリカでは生活習慣病やがんの予防によいということで、ローフードがさかんに推奨されて人気になっています。

アメリカではしばらく前から、禁煙や食生活の改善（肉食中心から菜食中心へ）を柱とする国を挙げての健康対策の成果で、がん死亡率が大きく減ってきています。ローフードが人気となる土台には高まってきた健康意識があるのです。

アメリカのファストフード店では、生野菜のサラダが定番メニューになり、大都市ではローフードレストランが急増して、いつも満席という現象が起きています。

私たちは、日本人には菜食が多く、アメリカ人は肉食という先入観を持ちがちですが、アメリカ人と日本人の平均野菜摂取量は、すでに1990年代に逆転し、アメリカ人のほうが多くなっているのです。

私たち日本人も、病気にならない体をつくり、がんを減らすために、酵素をたっぷり含んだ生野菜の摂取を心がけていくことが大切です。

「酵素不足」がないか、今すぐチェックしてみよう

あなたは最近、疲れやすくなっていませんか？

肌がくすんだり、体が冷えやすくなったりしていませんか？

便秘や下痢をしていませんか？

これらの症状は、体内の酵素が不足している場合に起こりやすいのです。

酵素とは人間はもちろんのこと、微生物を含むあらゆる生物の体内に存在し、生命活動になくてはならない物質です。呼吸やまばたき、筋肉ひとつ動かすのにも、酵素の力が働いているのです。

もうおわかりのように、酵素は栄養の消化・吸収と体調の維持に欠かせません。酵素不足の生活が続くと、私たちは消化不良を起こしがちになり、腸内環境を悪化させてしまいます。そして、免疫力が低下し、体のあちこちに不調が出てきてしまうのです。

冷えや便秘以外でも、なんとなく無気力になったり、脱力感を感じたりするのも酵素不足の影響が疑われます。

次のチェックリストで、あなたの酵素が足りているかどうか、簡単にチェックしてみましょう。

「酵素不足」チェックリスト

以下の項目で当てはまるものをチェックしてください。

- □ 頭痛がする。頭が何となく重い
- □ めまい、耳鳴りがする
- □ 不眠。夜中に目が覚める
- □ 目の充血やかゆみがある。目の下にクマがある
- □ くしゃみや鼻水がよく出る。鼻づまりになることが多い
- □ 咳が出る。のどが腫れやすい。声がれしやすい
- □ 舌、歯肉、唇が腫れる。舌が白い
- □ じんましん、発疹、ニキビ、かゆみがある
- □ 多汗で寝汗が多い。または汗が少ない、出ない
- □ 動悸や胸の痛みがある
- □ 下痢症。おなかが張りやすい
- □ 便秘気味。便やおならが臭い
- □ ゲップが出る。胸やけ、胃痛がする
- □ 食後眠くなる。昼間眠くなる
- □ 関節痛、腰痛、首の痛み、坐骨神経痛がある
- □ 肩こり、こむらがえり、筋肉痛がある
- □ むくみ、下肢の冷えがある
- □ 頻尿または尿の出が悪い
- □ 脱力感、疲労感を感じやすい。無気力になりがち
- □ 物覚えが悪く、忘れやすい。ボーッとしがち
- □ 慢性的な疲労感がある
- □ 生理不順または生理が重い（女性の場合）

診断結果

チェックの数	診断結果
0個	酵素が十分あり、健康な状態
1～3個	酵素はそこそこある状態
4～6個	酵素が不足している状態
7個以上	消化酵素、代謝酵素とも不足している状態。食事や生活習慣の見直しが必要

どうですか？　あなたの体の酵素力は、たっぷりありそうですか？

体内の潜在酵素の量は、生まれたばかりの赤ちゃんのときには高齢者の数百倍もあるといわれています。体内の酵素は毎日産生されていますが、年齢とともにその産生能力は低下していきます。その経過は、あたかも一生で一定量の酵素が人間には与えられていて、どんどん使って減っていく預金のように見えます。

そこで前述のエドワード・ハウエル博士は、体内酵素を「預金」や「車のバッテリー」にたとえました。

私たちがいつまでも若々しく、元気に長生きするためには、「潜在酵素」をムダづかいせず、効率よく産生・消費できるライフスタイルを心がけることが重要なのです。

今のチェックリストで「酵素が不足している」という判定が出た人は、体内に消化酵素を補うために、生きた酵素がたっぷりのメニュー（生野菜や果物）を積極的に取り入れていくとよいでしょう。

「消化酵素、代謝酵素ともに不足している」という判定が出た人は、食生活だけでなく、ライフスタイル全体を見直す必要があると思います。

睡眠不足、過剰なストレス、昼夜逆転生活、食べてすぐに寝る生活などは、酵素のムダづかいを加速させてしまいます。そうした生活を見直し、定期的にファスティング（第5章参照）をして消化酵素のムダづかいを防ぐことをおすすめします。酵素をサプリメントで補うことも有用です。

生命活動にもっとも重要な「第九の栄養素」

私たちが健康に生きていくためには、食事からとる「栄養素」が欠かせません。先ほど食物繊維が「第六の栄養素」とされていることに触れましたが、皆さんは栄養素を正しく知っているでしょうか?

まず思い浮かぶのが、炭水化物(糖質)、タンパク質、脂質。この3つは「三大栄養素」として、よく知られています。私たちはこれらを消化・吸収し、エネルギーとして消費したり体の材料として使ったりしています。

そして、そこにビタミンとミネラルを加えたものが「五大栄養素」です。各種のビタミン、ミネラルも、体の調子を整えるのになくてはならない栄養素ですが、多くは酵素の働きを助ける補酵素です。

現在ビタミンに数えられているのはビタミンA、ビタミンB群、ビタミンCなど13種類、そして、厚生労働省が指定している必須ミネラルは16種類です。ミネラルのうち、ナトリウム、カリウム、カルシウム、マグネシウムなど7種類が主要ミネラル、鉄、亜鉛など9種類が微量ミネラルとされています。

そして近年、食物繊維が「第六の栄養素」として注目されるようになりました。

基本的に栄養素として体に吸収されるわけではありませんが、便秘の予防や老廃物の排出に役立つ食物繊維の重要性は、すでに皆さんもご存じのとおりです。

では、酵素は? というと、一般に「第九の栄養素」と呼ばれています。

現在、正式に栄養素とは呼ばれていないものの、多くの専門家から必要不可欠な栄養素ととらえられているものに、水、ファイトケミカル、酵素があります。

水が生命の維持に欠かせないことはいうまでもありません。ファイトケミカルは植物性の有用成分の総称で、果物や野菜にいろいろな種類が含まれています。その多くは、がんをはじめさまざまな病気の予防に有用な「抗酸化栄養素」です。

極めて重要な酵素が、これらに次ぐ「第九の栄養素」と呼ばれ、栄養素の末席に甘んじているのは、ようやく重要性が認識されてきたばかりだからです。

しかし、その働きから見れば、酵素ほど重要な栄養素はありません。なぜなら、ほかの栄養素は、酵素の力なしでは体内で十分に働くことができないからです。

体を車にたとえるなら、酵素はバッテリーです。三大栄養素は車のボディー（タンパク質）やガソリン（炭水化物）、オイル（脂質）に相当する役割を担っています。しかし、ここにバッテリーの役割を担う酵素が欠ければ、どんなに立派な車も走ることができません。そして、バッテリーが切れたら再び走り出すこともできません。

体の中で酵素は、ありとあらゆる化学反応の「つなぎ役（触媒）」をしています。だから酵素が足りないと必要な化学反応が起こせなくなり、全身のさまざまな機能が十分に働かなくなってしまうのです。

酵素は眠っているあいだにつくられる

酵素をたっぷり補ってムダづかいせず、しかも活性化させるようなライフスタイルを、私は「酵素生活」ということもあります。

酵素生活の一番のポイントは、生野菜・果物中心の食事にあります。しかし、それ以外の生活習慣も重要です。

例えば、体内での代謝（無毒化）に多くの酵素を必要とするアルコールや、西洋医学で処方される薬はできるだけ遠ざける、タバコは吸わない、といった節制も必要です。

そして、酵素を活性化させるために毎日積極的に歩く（ウォーキング）、たまには消化器官を休めて酵素を温存するために数日のファスティングをするといったことをおすすめしています。ウォーキングやファスティングは、腸管粘膜免疫力を上げるのにとてもよい方法です。

ウォーキングなどで適度に体を動かすことは、良質な睡眠にもつながります。

忙しい皆さんは、「毎日何時間寝ればいいのか」に関心があるかもしれません。「1日は24時間と限られているのに、8時間もゆっくり眠るわけにはいかない」と考える人も多いでしょう。しかし睡眠は、酵素生活においても極めて重要なファクターです。

私たちは、なぜ毎日たっぷりと寝る必要があるのでしょうか?

その理由は、夜眠っているあいだに酵素をつくっているからです。

睡眠は、心身の疲労を回復するほか、成長ホルモンの働きでダメージを受けた組織を修復したりするメンテナンスの時間です。そして、1日使った携帯電話を夜間に充電するように、足りなくなった酵素を「チャージ」する時間帯でもあるのです。

携帯電話のバッテリーのように、酵素というバッテリーも睡眠によりチャージする必要があるわけです。

代謝の活発な赤ちゃんや子どもほど、長く寝て「酵素チャージ」をしています。年をとるにつれて睡眠時間は短くなる傾向がありますが、それは昼間の活動自体が低下するからです。加齢現象で眠りが浅くなり、ぐっすり寝られないという方も増えます。

しかしもっと年をとると、また睡眠時間が長くなります。昼間でもうとうとしている時間が増えます。それは、潜在酵素が少なくなってくるからです。バッテリーが枯渇しかか

っているため、睡眠を増やして酵素を「充電」するわけです
それでも、いつかは必ず死を迎えます。誰しも90歳、95歳と長生きし、認知症にならず、老衰で死ねれば本望でしょう。
100歳を超えようものなら、たいていのお年寄りは寝てばかりですが、それも「酵素生活の総仕上げ」です。老衰で亡くなる大往生のサインは、多くの時間を眠り続けるようになり、だんだんものを食べなくなることです（酵素があまりなくなるからでしょう）。
人生には必ず生・老・病・死が伴うというのが昔ながらの考え方ですが、それが「生・老・健康長寿・死」となれば理想の人生でしょう。若いうちから酵素生活に努めていると、老衰で自然に楽に死ねるのではないかと思います。

「肉を食べると元気が出る」は本当か

よく「肉を食べないと元気が出ない」とか、「体力をつけに焼肉でも食べに行こう」などという人がいます。

「肉を食べるとスタミナが湧く」というのは、本当なのでしょうか？

確かに肉類に含まれるタンパク質は、私たちの体にとって大切な栄養素のひとつです。しかし、現代人は総じて動物性タンパク質をとりすぎており、今さら補給する必要などありません。むしろ動物性タンパク質の過剰摂取は、不足以上に体に悪い影響を与えます。

これは、最近まで知られていなかった食の真実です。

動物性タンパク質が多い食品は、ほかの食べ物に比べて消化に多くのエネルギーを必要とします。

消化に要する時間が平均して非常に短い（胃腸の負担が軽い）のは果物です。その果物を除くと、食べ物が消化器官を全部通過するのにかかる時間は平均25～30時間といわれています。

ところが、肉や魚などが胃腸を通過するにはその2倍以上もの時間がかかるのです。つまり肉や魚を多く食べるとエネルギーも酵素も余計に動員され、ほかの仕事に使える余裕が少なくなってしまうのです。

そしてよく消化し切れないままのタンパク質が腸内に長くとどまり、腐敗すると、悪玉菌を増やして最悪の腸内環境になってしまいます。

動物性タンパク質の過剰摂取を続けていると、腸内に有害物質がたくさん発生し、その一部が大腸の壁から吸収されていきます。それで血液が汚れ、「免疫複合体」が血液中に増えると、慢性疾患や難病を引き起こす元凶となるのです。

免疫複合体とは、アレルギーに伴う炎症を引き起こす原因物質のひとつです。免疫系が異物（抗原）を認識すると、そこに抗体が結合して免疫複合体をつくります。それを「補《ほ》体《たい》」と呼ばれる酵素が分解したり、リンパ球が食べたりして有害物質を排除するのです（免疫応答と呼ばれる反応です）。

ところが異物が多く、免疫複合体が異常に増えると、免疫が過敏になり、自分の組織まで攻撃してしまう「自己免疫疾患」を起こすのです。アトピーやリウマチなどは、典型的な自己免疫疾患です。

巨体のゴリラのスタミナ源は果物だった！

人間は、スタミナのために肉を食べているつもりで、実はエネルギーをムダづかいし、腸内環境を悪化させて病気にかかりやすい原因をつくってきたのです。

実は20世紀まで、欧米人でもそれほど多くの肉を食べてはいませんでした。

19世紀の後半、「近代栄養学の父」と称されたドイツの生理学者カール・フォン・フォイトが肉食を提唱しました。当時はようやく三大栄養素の研究が進みはじめた頃で、新たに発見されたタンパク質が大いに注目されていました。

人の体重のおよそ20％を占めるタンパク質こそもっとも重要な栄養素だと彼らは考えたのです（人体でもっとも多くを占める水分は60〜70％）。そしてフォイトは、「よいもの（肉）はとりすぎても悪いことはない」と肉食を礼賛し、学会に大きな影響を与えました。

その結果、20世紀のはじめから欧米では動物性タンパク質の摂取が爆発的に増えていきました。そして今日と同じ心臓病、がん、脳卒中が人間の死因ワースト3に躍り出てきます。それ以前には少なかったこれらの病気は、まさに生活習慣病だったのです。

「肉を食べなくてもパワーや活力が得られる」ことは、より長い人類の食の歴史からも明らかです。ひとつの考察として、動物の例を挙げてみましょう。

類人猿の中でも非常に人間に近いのがゴリラですが、成長すると体重が200キロ近くになり、人間の10倍近い握力を持ちシルバーバックと呼ばれます。

そんな怪力の持ち主の主食は何かというと、果物や野菜などの植物です。

体の構造が非常に人間に近いゴリラが、肉を食べなくてもこれだけのスタミナとパワーを発揮できるのです。「スタミナをつけるには肉」という思い込みは、間違った栄養学の知識が独り歩きしてきた結果だということが、このことからもわかります。

もちろんタンパク質をとらなくていいのかというと、そういうわけではありません。

有名なコリン・キャンベル博士（1934年〜）らが1980年代におこなった史上最大の疫学調査「チャイナ・ヘルス・スタディー」で示されたように、人間にとって害になるのは動物性タンパク質のとりすぎだとわかっています。

タンパク質には肉や魚に含まれる動物性タンパク質のほかに、植物性のものがあります。なかでも大豆に含まれる「大豆タンパク」には、豊富な食物繊維とミネラル、ビタミン、さらにファイトケミカルもたっぷり含まれています。動物性タンパク質は魚を中心に少々、植物性タンパク質を多めにとるのが、ベストなタンパク質のとり方なのです。

怪力のゴリラのエネルギー源でもある果物や野菜をたっぷりとり、生きた酵素を体内に補充する食生活を続けていれば、人間はスタミナ切れもせず、効率よくエネルギーを使って元気に生きられるのです。

生食の野生動物はほとんど病気をしない

近年、少子高齢化社会の影響もあってか、ペットを子や孫のようにかわいがる人が増えているようです。家族の一員として動物を大事にするのはけっこうですが、イヌやネコに人間と同じ食事を与える人も多いようで、これはちょっと考えものです。

現代のイヌやネコは、がんをはじめ、アトピーや腎不全、心臓病など、人間と同じ病気にかかるようになっています。これは与えられる食事と無縁ではありません。

野生の動物で、がんやアトピーになるものはまずいません。彼らは自然死を迎えるか、食物連鎖の中で食べられて死ぬかのどちらかです。

野生の動物は「生食」が基本です。草食動物なら生きた草や木の葉、皮などを、肉食動物なら生の肉を食べています。

つまり動物が本来食べているものはすべて、生きた酵素がたっぷりの「酵素食」なのです。そのおかげで、彼らは現代の人間が悩まされているような病気には、かからないのです。

しかし、同じ動物でも、ペットとして飼われているイヌやネコ、家畜として育てられているウシ、ウマ、ブタなどは、人間と同じように「加熱食」を食べます。そのために、人間がかかるような病気になってしまうのです。

アメリカの動物園では、病気で死ぬ動物が非常に少ないことが知られています。ただし第二次世界大戦前、加熱食ばかり与えられていた頃は病気が多く短命でした。

戦後の1950年代、まず「動物たちの病気の原因はビタミン不足ではないか」と考えられ、ビタミン入りのエサが与えられました。

しかし、動物たちの健康状態はあまり改善されず、1960年代になって、今度は「ミネラル不足ではないか」と考えられました。エサはビタミン・ミネラル入りになりましたが、相変わらず動物たちは病気をしていました。

そこに、1970年頃から「野生の状態に近づけるべきなのでは」と考える人たちが現れ、加熱しない生のエサに切り換える動物園が増えていきます。その第1号として、シカゴにあるリンカーンパーク動物園が知られています。

肉食動物には生の肉や骨など、草食動物には、生の果物や野菜、木の芽などが与えられました。すると、動物たちは病気をせず、長生きするようになったのです私事になりますが、昔飼っていた私の愛犬は、アメリカの動物園ほど生食は徹底できなかったものの、酵素入りのエサのおかげで大往生しました。

２００５年に老衰で息をひきとったこのイヌには、野菜と鶏肉の煮物を中心に、ペット用の酵素と人間用の酵素をふりかけて与えていました。18歳という長寿（人間でいうと約１０５歳）を全うできたのは、酵素の賜物だと確信しています。

最近は栄養バランスを考えたペットフードが売られていますが、野生の動物たちが食べているものに比べると酵素が不足しています。もしもペットを長生きさせたければ、人間と同じ食事を与えるのではなく、良質なペットフードを選び、良質のペット用酵素を加えれば、鬼に金棒です。

酵素をムダづかいしなければ、寿命は１５０歳！

日本人の平均寿命は、男性が80・98歳、女性が87・14歳で、過去最高を記録しています（厚生労働省が発表した２０１６年のデータによる）。男女とも80歳を超えて、世界トップクラスの長寿国であることは間違いありません。

しかし、もし私たちが酵素をムダづかいしない生活を実践すれば、もっと長生きすることは難しいことではないと私は考えています。私の経験から推察するに、人間の「酵素の貯蔵量」は150歳分くらいはあるようです。極論すれば、酵素を温存するライフスタイルで過ごせば、150歳近くまで生きても不思議ではないのです。

ただ長く生きるだけでなく、理想的な人生を全うすることも大きなポイントです。私は普段から「長生きするならPPK（ピンピンコロリ）でいきましょう」と患者さんに話しています。寝たきりや認知症などにならず、亡くなる前日まで元気で暮らし、朝になったら静かに息を引き取っていた……。そんな人生の終焉《しゅうえん》なら理想的です。

酵素医療を日本で最初に提唱したのは私ですが、この治療をはじめた1990年代半ばには、まだ国内で「酵素」という言葉さえ一般には浸透していませんでした。私が酵素医療に目覚めるひとつのきっかけとなった出来事を打ち明けましょう。

私は1980年頃から、薬に頼らず食養生を中心とする医療をやっていました。当時はマクロビオティック（玄米菜食）を指導していました。

何冊か本も出していて、それを読んだある女性からお手紙をいただきました。その手紙には、「いつも玄米菜食のおかげで健康です」と書いてありました。

しばらく経った冬の日、この女性のご主人から電話がかかってきました。なんと奥さんが末期の膵臓がんにかかっているとのことでした。

「腰が痛いから」と病院へ行き、診察を受けたのはわずか2、3日前。夢にもがんに侵されているなどとは思わなかったのに、すでに全身にがん細胞が転移しているとのことでした。特に肝臓への転移がひどく、肝臓の90%ががんに侵されていた。医師から「もって3、4日の命」と宣告されたとご主人はおっしゃいました。

電話である程度の対策をお伝えしたのですが、残念なことに1カ月後、「おかげで延命できました。一昨日亡くなりました」と連絡をいただきました。ご主人は悲しみに暮れながら「でもどうしてがんなどになったのでしょうか？　家内は人一倍、食事に気をつけていたので、不思議で不思議で……」とおっしゃっていました。

体にいい食事を心がけていたのにと、私も不思議に思いました。そして、それをきっかけに玄米菜食が本当に健康にいいのか、疑問を抱くようになったのです。

確かに玄米菜食は体にいい面がたくさんあり、アトピーなどのアレルギー、糖尿病などの生活習慣病に大きな効果も認められています。

しかし真面目に取り組んでおられた女性が、がんでなくなったのは事実です。

彼女はすべての食材を加熱調理しており、長年、生のものを食べる機会はありませんでした。

それをヒントに模索した私がたどり着いたのが、生の食材にたっぷり含まれている「酵素」の重要性と、それを活用した医療だったのです。

アトピーやぜんそく患者も、酵素医療で改善

アトピーやぜんそくに悩む人は、近年とても増えています。これにはさまざまな原因があると思いますが、なかでも最大の原因ともいえるのが「現代人の酵素不足」であることは、間違いないでしょう。

そして酵素不足の生活を続けた結果、食べ物の消化・吸収が悪くなり、腸内環境が乱れてくる。この悪循環で、ますます病状が悪化してしまうというわけです。

またアトピーやぜんそくといったアレルギー症状のかなり多くは、「腸管透過性亢進《こうしん》」が原因であるという意見が、最近有力になってきました。

この「腸管透過性亢進」こそ、先に述べた「リーキーガット症候群（腸管壁浸漏症候

群）」の腸に起こる現象なのです。

リーキーガットの〝リーキー〟とは「漏れる」の意味、〝ガット〟は腸のことです。テニスラケットに張ってあるひもは、本来ヒツジの腸が使われるのでガット（腸線）と呼ばれます。面白いもので、腸壁を超拡大するとラケットのような網状に見えます。

そして1つの穴からは、1つの分子（タンパク質ならアミノ酸）しか入らないのに、いくつもつながった分子が入ってしまうことを「腸管透過性亢進」というわけです。

ここではリーキーガットでもっとも起こりやすいアレルギーについて説明しましょう。

「リーキーガット＝腸管透過性亢進」とは、小腸の腸壁から、普通なら吸収されないような比較的大きな分子が吸収されるようになってしまう状態をいいます。とくに、アミノ酸まで分解されないタンパク質のかけらが厄介者です。

このことによって免疫システムは、血液中に通常存在しない物質（異物）が入り込んだと認識し、体を守ろうとアレルギー反応が起こってしまうわけです。

腸管透過性亢進は、腸内環境――すなわち悪玉菌と善玉菌のバランス――を整えることで症状が治まっていきます。つまり小腸の慢性炎症を治していくと、拡がった穴は正常化していくのです。

リーキーガットの元凶となる小腸の炎症を起こす原因は、①白砂糖、②化学薬剤、③高タンパク食、④タバコ、などです。それゆえ拡がった穴を正常にするには、こういった悪いものを食べないか少なくすることと、酵素の多い生野菜をよく食べること、ときどきファスティングをすることが、最良の方法です。そしてそれがアレルギーを治すベースとなるのです。

私のクリニックにも、ぜんそくやアトピーの患者さんがたくさんいらっしゃいます。普通の病院では、こういったアレルギー性の疾患には、ステロイドを使います。しかし、私のところではステロイドは使いません。

ステロイドは確かにつらいかゆみや炎症などの症状をやわらげてくれます。しかし、病気を完治させることはできず、次第に処方される量が増えていってしまいます。

長期の服用を続けていると、さまざまな副作用が出てきます。免疫力が落ちたり、感染しやすくなったり、潰瘍ができたり、ニキビができたり、高脂血症、脂肪の多い体、白内障といった副作用に悩まされ、ひどくなると突然死がやってきます。ぜんそくの発作にステロイドホルモンを多用すると、最悪の場合、死に至ることもあります。

それゆえ、本質的にはステロイドは使いたくないものなのです。できたらステロイド抜きで、アレルギー症状は根治させなくてはならないのです。そして、ステロイド抜きでも治る素晴らしい方法はあるのです。

その方法こそファスティング、アトピーやぜんそくの根本原因である酵素不足解消のための食事指導、さらに良質な酵素サプリメントの摂取なのです。

多くの人が悩んでいる食物アレルギーは、大抵の場合、酵素不足が元凶になっています。

アトピーなどアレルギーの原因物質のひとつに、タンパク質の一種であるグルテンがあります。アトピーに悩む人向けに、小麦のグルテンを除去して提供しているレストランもありますし、グルテンをカットしたパンやパスタなども販売されています。

しかしそのグルテンも、消化酵素の一種であるプロテアーゼで最初から消化しておくと、アレルゲンにはなりません。つまり、タンパク質分解酵素サプリメントを服用することで、アトピーを治すことができるのです。

花粉症にも、プロテアーゼのサプリメントは効果てきめんです。

副作用の強いステロイドを使わなくても、酵素サプリメントを使って、あなたの腸内環境を整えれば、つらいアレルギー性の皮膚炎やぜんそく、花粉症などもどんどんよくなっていくのです。

なおアレルギー症状の原因が何かを突きとめるためには、アレルギー検査をします。先に述べたアトピーの原因物質の検査で一般的なのは、IgEという抗体の検査です。このIgEは、即発性（食べたり接触するとすぐに強い反応が出る）アレルギー反応の原因を調べるものです。

しかし2007年夏、遅発性（反応までに数時間～数日かかる）のIgG抗体を調べる検査が上陸しました。IgG抗体とアレルギーの関係は、今までわかっていなかったのですが、原因となる食材に気づかずに食べ続けてしまった結果、慢性的で長期的なアレルギー症状の原因になっている場合があります。

私のクリニックではこのIgG抗体による検査をはじめましたが、一度に96種類の食品のIgG抗体が調べられるようになり、患者さん一人ひとりに対して、適切な食事指導ができるようになりました。

あなたもぜひ、気になる症状があるようでしたら、IgG抗体によるアレルギー検査を受けてみてください。

美肌やアンチエイジングにも嬉しい効果が

年齢とともに増えていくシミやシワ。「年をとってきたから、仕方ないわ」とあきらめてしまっている人も多いでしょう。しかし酵素たっぷりの食生活を送っていれば、シミやシワも薄くなり、肌年齢も若返っていきます。

シミやシワができる一番の原因は、酸化した食品（特に甘いもの）の摂取です。酸化物を食べると、過酸化脂質となって活性酸素が体内で出現し、全身にいろいろな障害が起きてきます。

あなたのお肌にもその影響はあらわれ、リポフスチンという老化色素が産み出され、それが斑点状に皮膚上に出てシミになります。また皮膚の細胞が活性酸素にやられ、水分が少なくなったときにはシワができてしまいます。

酸化物のとりすぎはこのように老化の原因になるので、肌だけでなく体全体のために極力とらないほうがいいわけです。

活性酸素のもとになるものといえば、①タバコ、②白砂糖（ショ糖）およびこれを原料にした食物、③酸化した油とトランス型油の3つです。なかでも白砂糖は、シミやシワの元凶として要注意です。

なぜなら白砂糖の成分であるショ糖は、細菌や真菌などの悪玉菌のエサになるからです。ショ糖はブドウ糖と果糖がくっついてできたものですが、この2つの分子はベッタリとくっついて、消化酵素や胃酸が働きかけてもなかなか離れることができません。

結果的に消化不良のまま終わってしまうことが多く、しかも消化されずに残ったショ糖が胃や腸などで、悪玉菌や真菌などの栄養素になってしまうのです。

そのとき、これらの悪玉菌を処理するために出現するのが、マクロファージや好中球《こうちゅうきゅう》といった白血球です。白血球が処理したあとの悪玉菌の死骸が、活性酸素をつくり出します。そしてこれが皮膚にあらわれたものがリポフスチン。その結果がシミ、シワとなるわけです。

つまり「白砂糖を食する→悪玉菌が食する→マクロファージが食する→活性酸素出現→リポフスチンが皮膚に出現→シミ・シワ」という順番になります。

クッキー、チョコレート、菓子パン、ケーキ、まんじゅう、キャンディ、アイスクリーム、揚げた砂糖菓子、あんこもの、甘い煮物などは、「シミ・シワ生産食品」といえます。

しかしこれよりさらに悪いのは、ブドウ糖や果糖がたっぷり入った缶やビンの飲料です。白砂糖のとりすぎは、腰痛や肩こり、頭痛なども引き起こします。なお、こういった甘いものの多い食事を続けた人の腸は腐敗菌だらけなのですが、このような腸はウイルス繁殖のベースでもあります。

こういった甘いものを控え、生きた酵素たっぷりの生野菜や果物を欠かさない食生活に切り替えれば、肌の老化のスピードはゆるやかになっていきます。

さらに酵素サプリメントも摂取すれば、より効果的です。

また腸内環境が悪く便秘しがちな人は、吹き出物もできやすく、肌が荒れやすくなります。酵素をしっかりとっていれば腸内環境も整い便通もよくなるので、肌がきれいになります。

あなたの肌の美しさと若々しさを守るためにも、酵素は欠かせないのです。

肩こり、腰痛、メタボリック症候群にも酵素が関係

30代後半から40代ともなってくると、肩こりや腰痛に悩まされている人が増えてきます。

また加齢臭やメタボリック症候群など、健康上、美容上ともに、さまざまな気になる症状が徐々に出てきます。

しかしこれらの年齢とともに生じてくる悩みも、酵素をたっぷりとって、腸内環境を整えるライフスタイルを心がけていれば、スッキリ解消できます。

多くの人が苦しんでいる肩こりの原因も、腸内環境にあります。肉類などタンパク質を過剰摂取していると、消化不良が起こりやすくなり、腸内に消化し切れなかったタンパク質のかけら（窒素残留物）が残ることになります。すると血液中の赤血球は吸収された窒素残留物によって赤血球同士が数珠《じゅず》つなぎになります。これがルロー（連銭《れんせん》赤血球）です。

しかし末梢の毛細血管は、もともと赤血球1個が2つに折れ曲がってやっと通れるくらいの細さしかないため、ルローになるとこの毛細血管に血液は行かなくなります。

そのため血行障害が起こり、冷え性になり、エネルギー回路が回転不良を起こし、乳酸などの酸が筋肉に出現します。これが原因で肩こりやいろいろな痛みが起こります。

酵素たっぷりの食事や酵素サプリメントをとるようにすると、食べ物の消化・吸収がよくなり、腸内環境が整い、善玉菌が多くなっていきます。するとルローはできなくなり

（赤血球はバラバラになり）、血液がサラサラになり、その結果、肩こりや痛みが起こらなくなっていきます。

多くの男性が悩んでいる加齢臭にも、酵素は強力な味方です。加齢臭が起こる原因は、パルミトレイン酸という脂肪酸の一種です。パルミトレイン酸は、皮膚の常在菌によって分解されやすく、分解されると加齢臭のにおいのもととなるノネナールに変化します。

動物性タンパク質を過剰にとっていると、この加齢臭の原因となる脂肪酸の分泌が多くなります。昔の日本人は、体臭が少ない民族として知られていましたが、これは今と比べて食事が低タンパク・低脂肪で、特に肉や乳製品などの動物性脂肪をほとんどとっていなかったからです。

酵素をたっぷり含んだ食事に切り替えれば、加齢臭の原因となる脂肪酸の分泌も減ってきます。自ずと体臭も気にならなくなっていきます。

また「メタボリック症候群」の撃退にも、酵素が大きな役割を果たします。

メタボリック症候群と診断されるのは、腹部肥満があり、さらに脂質異常症、高血圧、糖尿病のうち2つ以上のリスクが高い場合です。

具体的には、腹囲が男性の場合で85センチ以上、女性の場合で90センチ以上。そして、中性脂肪値が高い「高トリグリセライド血症」、または善玉コレステロールが少ない「低HDLコレステロール血症」、血圧高め（正常高値血圧）、空腹時血糖値が高め（糖尿病の境界型）を基準として判断します。

メタボリック症候群のおもな原因は、食べすぎと運動不足であることは、皆さんご存じでしょう。肥満が進むと内臓脂肪ができ、これが必要以上に増えると代謝の異常が生じることがあります。さらに症状が進むと血液中のコレステロールや中性脂肪が急激に増えるなどして、動脈硬化の原因になります。

ちなみにメタボリック（Metabolic）は「代謝」を意味します。メタボリック症候群を訳すると「代謝異常症候群」という意味です。つまりこの名前ほど、酵素に関係ある名前はないといえます。代謝酵素の不活性化症候群こそ、メタボリック症候群なのです。

酵素をたっぷりとる食生活に変えれば、体重や腹囲のコントロールはもちろん、体内の代謝を正常に戻していく効果も期待できます。

特に40代、50代に突入したら、酵素をとるように意識した生活を送ることが大切です。酵素を意識するか、していないかで、数年後、10年後に大きな違いが出てきます。

あらゆる意味で、酵素はアンチエイジングに欠かせないものなのです。

第3章

「酵素パワー」を引き出す方法があった！

――酵素のムダづかいを防ぐヒント

薬は酵素の働きの邪魔をする

カゼをひいて熱が出たとき、あなたはどうしますか？

病院で医師の診察を受け、薬をもらって飲んで寝る。そう答える人が多いと思います。病院へ行くほどでもないなら、薬局で市販の解熱剤を買って飲むかもしれません。

しかし、そこで解熱剤を飲むことは、体にとって本当に必要なのでしょうか？

体が熱を出すのは、体に入ってきたカゼのウイルスに抵抗して闘っている証拠です。鼻水や咳が出るのも異物を排除しようとしているからです。

そこであえて薬で熱を下げるのは、ウイルスをやっつけようとしている免疫の邪魔をするということです。熱が出たときは、できれば熱を出し切って、体が本来持っている免疫力でカゼを克服するのが最良の方法です。

では、カゼをひくとなぜ熱が出るのでしょうか？

それは免疫活動が亢進するからなのです。ウイルスと闘うリンパ球などの免疫細胞は、闘いがはじまった合図として「サイトカイン」という物質を放出します。まずこれが発熱物質です。免疫細胞の活動は体温が高いほうが活発になる性質があります。

一方、低温のほうが繁殖しやすいウイルスには、熱に弱い性質があります。カゼをひいたとき熱が上がるのは、体がウイルスに不利な状況をつくろうとしているわけです。

カゼのときでも熱は高くて42度ぐらいまで。どうしてもっと上がらないのかというと、体本来の機能に支障が出てくるからです。

酵素にはもっともよく働く「最適温度」があり、種類にもよりますが、おおむね35～40度ぐらいです。酵素は熱に弱く、大体48度以上になると活性が低下します。病気を治すには体内の代謝酵素の働きも必要なので、酵素が不活性化しない範囲で熱が出るのです。

体のしくみは、実にうまくできているわけです。

そうした自然の摂理である発熱を抑えるのが熱を下げる薬、解熱鎮痛剤です。

解熱鎮痛剤にもいろいろ種類がありますが、おもな作用はプロスタグランジンという物質の産生を抑えることです。プロスタグランジンとは、免疫システムが「発熱」を指令する脳の中枢に「外敵と戦闘中ですよ」と情報を伝えるためにつくる物質です。

このプロスタグランジンは、シクロオキシゲナーゼという酵素の働きでつくられます。

そこで解熱鎮痛剤は、この酵素の働きを邪魔（阻害）することで発熱を抑えるのです。

解熱鎮痛剤だけでなく、西洋医療で使われる薬の多くは酵素の働きを邪魔する「酵素阻害剤」です。血圧のACE阻害薬やコレステロールのスタチン剤も、みんなそうです。

つまり、本来の酵素の働きを阻害して病気の症状を抑えるのが「対症療法」なのです。こうした薬を長期にわたって飲み続けると、病気が根本から治るのを妨げ、体の状態をかえって悪くしてしまいます。それが、さまざまな難病のもとになるのです。

第2章では車のバッテリーにたとえて説明しましたが、酵素は私たちの体内であらゆる仕事に携わっている作業員でもあります。

例えば、原材料だけがいくらあっても家は建ちません。山で木を伐《き》り出す人や、木材を運ぶ人がいて、それを適した寸法に切ったり、組み上げたりする人がいて、はじめて建物の形になります。セメントや釘ひとつとっても同じことです。

その原材料がタンパク質、脂質、カルシウムなどであったとすると、作業をするのは酵素なのです。

そうした一連の作業の流れがどこかで止まると、しっかりした家はできません。仮に建物の形になっても、どこかに歪《ゆが》みが出てきます。

薬の作用というのは、そういうものです。近視眼的に血圧を下げよう、コレステロールを減らそうとして薬に頼り、酵素の働きを不自然に阻害すると、体の働きにどこか歪みをもたらすと思わなければいけません。

なお、発熱時には食事は極力とらずに「半断食」状態で過ごすのが一番です。体内酵素を温存するためダイコンおろしなどを少量食べる程度で過ごすのが効果的です。

健康診断だけではわからない、血液からのSOSサイン

ところで皆さんは、健康診断を定期的に受けているでしょうか?

現在は会社勤めの方だけでなく、専業主婦やパート、アルバイトで働いている方でも、各自治体の健康診断などが、手軽に利用できる体制が整っています。このこと自体は、とてもよいことだと思います。

しかし、通常の健康診断の結果だけでは、あなたの体の中で起きている異変がわからないこともあるのです。

「胃カメラもやっているし、血液検査も正常値の範囲内だったし、問題ない」と思っている方は多いでしょう。ところが、血液検査の数値だけではわからない「血液からのSOS

サイン」というものがあるのです。

従来の血液分析法だけではわからないことが多いと思っていた私は、以前から「ライブ・ブラッド・アナライシス（LBA）」という検査方法を診療に取り入れています。

LBAは1990年代半ばにアメリカから入ってきた検査方法ですが、私は初期の頃からこの検査をやってきました。先駆者の一人であると自負しています。

採血してすぐに、光学顕微鏡で「生きた血液」を約1000倍の大きさで見る検査なのですが、血液にはまさにその人の健康状態が、そのままあらわれてきます。

健康な人の血液は、丸い形をした赤血球が血液の中を元気に泳ぎ回っていて、ゴミや異物もあまり見当たりません。まさに見るからに血液がサラサラしているのがわかります。

しかし、甘いものを食べすぎている人の血液には、「シュガークリスタル」と呼ばれる結晶が見られます。このシュガークリスタルは、細菌や真菌の格好のエサになり、さまざまな病気の元凶になってしまいます。

排ガスやタバコの煙に含まれるタールが、血液中に巨大な異物のように存在するのが見られることもあります。コレステロールが塊となって見られることもありますし（プラーク）、中性脂肪は、直接血と血のあいだに流れ込むと小さな虫が無数にブンブン飛び交う

光学顕微鏡（1000倍）で見た赤血球の状態

正常な血液

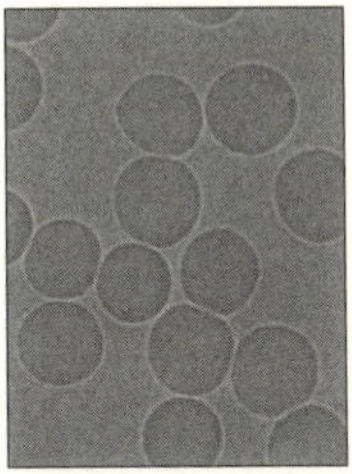

血液の中にきれいな丸い赤血球がある。赤血球の変形がない状態。

タンパク質の過剰摂取でルロー（連銭形成）ができた血液

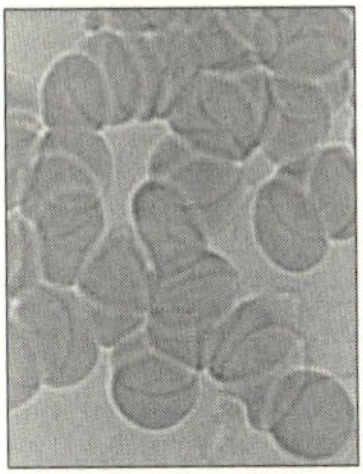

タンパク質のかけらで赤血球がくっつき、連なっている。

赤血球の流れをさえぎるシュガークリスタル

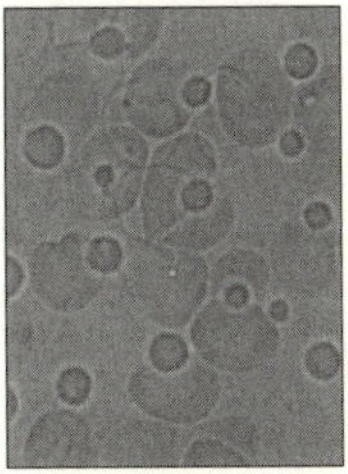

白砂糖をとりすぎると、血液中にシュガークリスタルが出現し、赤血球の流れを悪くする。

細菌感染で変形した赤血球

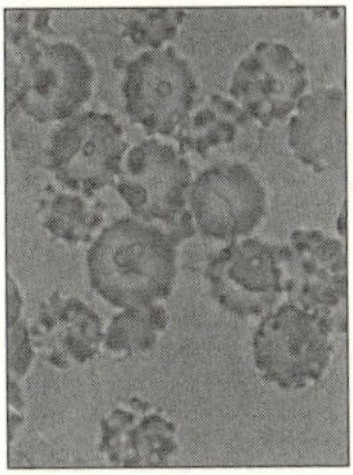

細菌感染により、赤血球がとがった金平糖のように変形している。

ように見えます。

また肉を食べすぎている人の血液は、タンパクのかけらで起きる赤血球のくっつき（ルロー）が起きていて、赤血球がコインのようにいくつも連なっています。

難病患者や便秘が長年続いている人の血液には、細菌感染で出現し、変形した赤血球が見られます。こういった赤血球が多いときはウイルス感染も起こりやすくなります（アキャンソサイト）。

このことからも、「血液は食べたものからつくられている」ことがよくわかると思います。また、喫煙などの悪しき生活習慣が血液を汚す原因になっていることもわかるでしょう。

病気と診断されていなくても、手足の先端が冷える、肩こりがひどいといった不定愁訴がある人も、血液中に異物が多くなり、血行障害を起こしている可能性が高いのです。

血液中に異物があると、心臓から送り出された血液は太い血管は通っていくものの、心臓から遠い手足の先などの末梢の毛細血管には、十分に送り込まれなくなってしまいます。今、特に健康診断で注意を受けていなくても、あなたの血液は知らず知らずのうちに異物が増えて、汚れている可能性があります。

血液中の異物の原因は、突き詰めていくと「消化不良」だといえます。そしてその元凶は、体に過剰な負担をかける食物なのです。

まずは異物のもとになる砂糖や肉類のとりすぎを控え、質の悪い油をやめ（酸化した油やトランス型油、リノール油ほか）、異物中の異物である化学薬剤を極力とらないようにすることが肝心です。そして腸内環境を整えて、消化・吸収・排泄がきちんとできる体をキープしていれば、心筋梗塞や脳梗塞、がんなどの病気にかかる危険性は低くなります。

腸の老化を防ぐことは、すなわち血液をイキイキとサラサラに保つことにもつながっていくというわけなのです。

「生野菜は体を冷やす」という思い込みは捨てよう

食物に含まれる酵素は、前にも述べたように48度を超えて加熱すると、破壊されて死んでしまいます。そのため酵素をしっかりとり、腸内環境を快調に保つためには、生きた酵素たっぷりの生野菜や果物が欠かせません。

でも「生野菜や果物を食べると、体が冷えてしまうから……」と尻込みしてしまっている人も多いようです。

結論からいうと、生野菜や果物をずっと食べていても、冷え性になるということはまったくありません。むしろ体内酵素が十分に満たされ、新陳代謝がよくなるので、慢性的な冷え性は改善されていきます。

冷え性の本当の原因は、血液がルローとなって末梢の毛細血管にまで行き渡らなくなっていることです。そのルローの原因は、タンパク質のとりすぎであり、酵素不足です。

一見体を冷やすように見える生野菜や果物には、実は「冷え性を治す効果」があるのです。ただし、食べたときに一時的に体が冷えることはあります。そんなときは、次のように体を温める食べ物と組み合わせて食べるようにしましょう。

中国医学では、食物を「陰性」と「陽性」に分ける考え方があります。この考え方でいくと、生野菜全般や果物は陰性の食べ物に分類されます。

陰性の食べ物は体を冷やす性質がありますが、陽性の食べ物は温める性質があります。陰性の生野菜を食べて体が冷えるときは、陽性の味噌や黒酢で味つけをして食べたり、味噌汁やショウガ湯などを飲んだりすると体が冷えなくなります。

また西洋科学では、食べ物を「酸性」と「アルカリ性」に分類しています。「酸性」の

食べ物の性質別の分類

	陰性の食物	陽性の食物
アルカリ性の食物	○酢 ○果物全般 ○生野菜全般 ○香辛料 （ワサビ、コショウ、からし、カレー粉）など	○黒酢 ○海藻類 ○梅干し ○納豆 ○そば ○味噌 ○漬け物 ○黒糖 ○ショウガ ○唐辛子 ○ゴマ ○カボチャ ○サツマイモ ○植物油など
酸性の食物	○白砂糖 （和菓子、洋菓子、スナック菓子、チョコレートなど） ○清涼飲料水 ○酒全般 （ビール、ワイン、ウイスキー、焼酎、日本酒） ○牛乳 ○化学薬品の入った食品 ○化学薬剤など	○肉類 ○魚類 ○卵 ○チーズ ○玄米 ○干物 ○ショートニング ○マーガリンなど

食べ物は血を汚し、「アルカリ性」の食べ物は血をきれいにするという性質があります。

食事のメニューを考えるときは、この「陰性」と「陽性」、「酸性」と「アルカリ性」をバランスよく組み合わせることが大事です。

例えば、生野菜や果物など必要かつ血液を浄化する食物（陰性）を食したあとは、温まるお茶（延命茶、梅干し番茶、タンポポ茶、ショウガ湯など）を飲むことをおすすめします。そして、陽性で酸性の肉を食べるときには、必ず陰性でアルカリ性の野菜を組み合わせて食べるようにするべきです。

アルカリ性と酸性の関係で付け加えると、例えばpH12などあまりにアルカリの度合いが高い場合、胃酸を薄めて胃炎のもとになるなど不都合なことが多々出てくるので気をつけなければなりません。そこで私は、「胃や腸では酸性だが吸収したらアルカリ性」という食物やサプリメントをすすめています。例えば黒酢、梅干し、梅肉エキス、酢の物、ピクルス、キムチ。これらはそういった意味でも理想的な食品なのです。

なお、私のクリニックの水素サプリも、胃腸ではpH4くらいで吸収するとアルカリ性になるようにつくっています。

また、「いい水」は酵素の働きを活発にしてくれます。人間の体内に無数に存在する酵素ですが、その酵素が活性しないと代謝は円滑にいきません。

酵素の活性をよくするための大きな条件として、いい水の使用も挙げられます。酵素は水がないと干からびて死んでしまうため、水の存在は大きいのです。クラスターが小さく還元力があればさらによいのは、酵素がよく働くからです。ぜひ、いい水の摂取にも気を配ってほしいと思います。

流行のビタミン・ミネラルのサプリメントに要注意！

近頃はコンビニエンスストアなどでも、ビタミンやミネラルのサプリメントが手軽に手に入るようになりました。

普段の食事で、なるべく新鮮な食べ物からビタミンやミネラルといった栄養素はとるようにしたいものです。でも、どうしても不足しがちだったら、サプリメントからとってもいいでしょう。

ただし気をつけてほしいのが、そのサプリメントがどのようにつくられたものなのかということです。

最近ではビタミンでもミネラルでも、科学的・合成的なものはあまりよくないといわれるようになりました。ビタミンUとEは天然でなくてはいけないというのは、昔からいわれていたのですが、ビタミンCについては天然でも合成でもかまわないと以前は思われていました。

ところが最近はビタミンCの合成物は体によくなくて、天然でなくてはならないといわれはじめました。アメリカの大手のビタミンサプリメント製造会社の中には、合成物の製造を中止するところも出てきたそうです。

なぜ合成物のビタミン剤がよくないかというと、酸化が強く進んでしまう可能性があるからです。酸化したビタミンは、体にいい効果を与えることができません。

あるビタミン会社の元社員は、「合成のビタミンCは、混入して製品化する段階で、みるみる変色していくのです。これが酸化か！　と思いました」と述懐していました。

またミネラルのサプリメントに関しても、体によいものとよくないものがあります。人間の体に必要なおもなミネラルは、ナトリウム、カリウム、カルシウム、マグネシウム、イオウ、リン、塩素、鉄、亜鉛、ヨウ素、マンガンなど16種類。そのほかにもおよそ80種類のミネラルがあります。

これらのミネラルは、元素として地球の土壌の中に存在します。無機ミネラルは土の中に含まれている元素そのものですが、有機ミネラルはその土壌のミネラルを植物が吸い上げ、吸収したその植物の中に含まれているミネラルです。

人間の体の中で消化・吸収されやすいミネラルは、食べ物に含まれている有機ミネラルです。普段の食事で、野菜や果物などに含まれる有機ミネラルを、私たちは摂取しているわけです。

ところが、ミネラルのサプリメントには、鉱物そのものである無機ミネラルを原料としたものもあります。例えば貧血に悩んでいる人が病院へ行くと、鉄剤を飲むようにすすめられます。しかし、その鉄剤の原料が無機ミネラルだと、胃を傷めることがあります。これは本来、人間の体が消化・吸収できないものだからです。鉄を補助的にとりたい場合は、ヘム鉄（動物由来）やノンヘム鉄（植物由来）といった有機的な鉄をとりたいものです。

ビタミンやミネラルのサプリメントを服用するときは、そのサプリメントがどのようにつくられたものかを必ずチェックするようにしましょう。

世界で一番売れているのは酵素サプリメント

ところで、現在、世界で（日本ではありません）売上が一番多いサプリメントは何だと思いますか？

それは「酵素サプリメント」です。

サプリメント先進国のアメリカでは、1994年、DSHEA法（栄養補助食品健康教育法）でサプリメントの購入の自由度が高まりました。そして、それ以来、断トツに売れるようになったのが酵素サプリメントだったのです。

それまではビタミンCが常に売上ナンバーワンだったのに、2000年を越えてから急速に「酵素人気」が高まり、もっともよく売れるようになりました。

では、酵素サプリメントが売れるようになった理由はどこにあるのでしょうか？

アメリカでは長年、次のような症状で悩んでいる人が非常に多かったようです。

口臭、ゲップ、胃もたれ、おなかの張り、腹痛、悪心《おしん》、嘔吐、便秘、下痢、頭痛、肩こり、腰痛、不眠などなど……。

これらの病気の原因は、私にいわせれば「消化不良」「腸内環境の悪化」が招くものです。酵素サプリメントは消化を促進し、腸のコンディションを最高にします。アメリカ人たちが酵素サプリメントを歓迎したのも当然でしょう。

しかし、日本では一般に酵素への理解が浅く、いまだに「酵素をとっても消化されてしまうので意味がない」とか「酵素を外からとると体の酵素産生能力が低下する」などという人がいます。

これらは多くの誤解に基づいていますが、ひとつ反論するなら、外からとって体の産生力が減るのは「ホルモン」です。一方、酵素は外からとればとるほど体によいのです。いってみれば、「戦争に行った兵士の援軍としての役割」です。

繰り返し述べているように、腸の若さを保ち、健康で長生きするためには、酵素をムダづかいしないようにすることが大事です。食事から生の酵素をたっぷりとることで、体内の酵素を温存することができます。

とはいえ、現代の食生活で、毎食、食事から質の高い酵素をたくさんとることは難しいものです。そこで活用したいのが、酵素サプリメントなのです。

酵素サプリメントには、消化不良をなくし、下痢や便秘を改善できる、アレルギー症状を改善し、病気しにくくなる、加齢による酵素不足を補い、若さを保てるなど、長所がたくさんあります。しかも、当然、酵素阻害はしないので短所は見当たりません。

ただし、現在日本で市販されているサプリメントの中には、質が高いものはあまりありません。特に「酵素食品」として売られているものの多くは酵母（酵素の母体）の食品ですから酵素サプリメントではありません。濃度が高く消化のよい高品質なものを選びたいものです。

消化不良で、体はどんどん老けていく

がんをはじめ、ほとんどの病気は酵素不足が原因です。そして、酵素不足を起こす元凶ともいえるのが「消化不良」です。

消化不良を起こさないためには、どうしたらしっかり食物を消化・吸収・排泄することができるのかを知っておく必要があります。

ここで私たちが食べ物を口にしたあと、どのように消化・吸収されていくのかのメカニズムを説明しましょう。

私たちの体に必要な栄養素は、炭水化物、タンパク質、脂質、ビタミン、ミネラルの五大栄養素に加え、食物繊維、水、ファイトケミカル、そして酵素の9種類です。

この栄養素を腸で吸収できるようなサイズに分解する作業のことを「消化」といいます。ただし、ビタミン、ミネラル、酵素はとても小さなものなので、分解作業をしなくても、体内に吸収することができます。

また食物繊維は体内に吸収はされず、その代わり体内の不要な物質を体外に排泄するのに活躍します。

そこでポイントになるのが、いかに食物の中にある「炭水化物、タンパク質、脂質」の三大栄養素を、吸収されやすいサイズにまで小さくできるかということなのです。

私たちが食物を口にすると、口から入った食物は、食道→胃→小腸→大腸へと移動しながら、消化されていきます。各臓器では多種多様な酵素が食物に働きかけ、栄養素を小さく分解していくという、緻密な作業がおこなわれています。

なぜならタンパク質なら各種アミノ酸、炭水化物ならブドウ糖、脂肪なら脂肪酸に分解されなければ体内に吸収できず、栄養素として体に取り込むことができないからです。

消化酵素は頑固な職人のような性質があり、特定の条件でなければ十分に働くことができません。そのため各消化器官から分泌される消化液は、それぞれの消化液に含まれる酵素が十分に働けるようなpHになっています。

最初に消化が進むのは、炭水化物です。唾液の中に含まれるα−アミラーゼという消化酵素が、胃や腸で消化作業が進めやすいサイズにまで小さく切り離します。よく「ごはんは十分に噛んで食べなさい」といいますが、よく咀嚼《そしゃく》することで唾液が混ざりやすくなり、消化作業はスムーズになります。昔の人は、酵素の働きを知らなくても、どうしたら消化がよくなるかを経験的に理解していたのでしょう。

ちなみに、太古の昔は人間の唾液中に酵素が存在しなかったという話があります。酵素をはじめから持っている果物などの摂取が日常的だったため、唾液に酵素が必要なかったというのが、その理由です。その説によると、加熱食をとることが多くなるにつれ、唾液から酵素が出るようになったということになります。

それはともかく、以前は胃の中に炭水化物の消化酵素はないと考えられていました。しかし最近、胃の上層部にアミラーゼが存在することがわかってきました。

炭水化物はそのアミラーゼの作用で大まかに消化されたあと、胃酸の働きで分解されやすいようにやわらかくほぐされます。その後、小腸でマルターゼ、フルクターゼなどの消

消化酵素の種類

器官	酵素	役割
唾液腺	唾液腺アミラーゼ（α－アミラーゼ）	炭水化物をおおまかに分解する
下層胃	ペプシン	タンパク質をおおまかに分解する
	レンニン（凝乳酵素）	乳製品をおおまかに分解する
小腸	アミノペプチターゼ	タンパク質を分解してポリペプチド（多くのアミノ酸がペプチド結合した化合物）にする
	ジペプチターゼ	タンパク質を分解してジペプチド（加水分解して2個のアミノ酸分子を出すペプチド）にする
	ラクターゼ	ラクトース（乳糖）をブドウ糖とガラクトースにする
	ホスファターゼ	脂肪のリン酸塩を分解してやわらかくする
	マルターゼ	マルトース（麦芽糖）を分解してブドウ糖にする
	スクラーゼ	スクロース（ショ糖）を分解してブドウ糖と果糖にする
膵臓	アミラーゼ	デンプンを分解してブドウ糖にする
	キモトリプシン	ポリペプチドを分解してアミノ酸にする
	リパーゼ	トリグリセリド（中性脂肪）を分解して脂肪酸にする
	トリプシン	ポリペプチドを分解してアミノ酸にする

化酵素によって、単糖のブドウ糖や果糖になり、体内に吸収できるようになります。

炭水化物の場合は、「ゆっくり時間がかかる消化」がポイントになります。あまり急速に消化されすぎると、高血糖→インスリン・スパイクという弊害（44ページ参照）が出るからです。そのためにも、白米や餅、白いパン、スパゲティ、うどん、そうめん、甘い菓子などの「白いもの」はなるべくとらないことです。

タンパク質は、まず胃の中のペプシンという消化酵素の働きで、大まかに消化されます。その後、小腸に入ると、膵臓からの消化酵素と小腸からの消化酵素（約10種類）によって、バラバラに切り離されます。

ところがタンパク質は、ネックレスのようにアミノ酸が100個以上も糸でつながれたような状態になっています。そのため消化酵素が不足していると、うまく消化することができないため、未消化の状態で腸内に残ってしまうことが多いわけです。

脂肪はネックレス状ではなく、イモ虫のような3つの脂肪酸が、グリセロールにつながった状態になっています。このつながりを断ち切ることが、脂肪の消化に当たります。リパーゼという消化酵素が、脂肪の消化には活躍します。

このように消化というプロセスでは、実にたくさんの酵素がそれぞれの消化器官で働き、緻密な作業を繰り返しているわけです。ちなみに消化酵素は24種類、代謝酵素は2万種類以上といわれています。

消化が十分できていない状態だと、消化し切れなかった残留物が腸内にたまることになります。特にタンパク質が十分に消化されないと「窒素残留物」というタンパク質のかけらになりますが、これは悪玉菌の大好物です。

そのため肉類を食べすぎる食生活を続けていると、私たちの免疫をつかさどる腸内細菌叢が悪玉菌主体になってしまい、便やおならはどんどん臭くなります。そして全身に窒素残留物が吸収されてしまい、慢性病や難病を引き起こす元凶となるのです。

酵素栄養学にもとづく24時間の体内リズム

間違った食習慣に加えて、夜更かしや睡眠不足も、酵素の産生を妨げ、酵素のムダづかいを助長します。そして、消化不良を起こしやすくなり、腸内環境まで悪化させてしまいます。

人間の体の中には、一定の体内リズムがあります。「酵素栄養学」では、1日24時間を

3つに分けて、午前4時から正午までを「排泄」、正午から20時までを「栄養の補給と消化」、そして20時から朝4時までを「吸収と代謝」の時間としています。

このリズムに沿った生活をしていると、新陳代謝がよくなり、酵素を浪費することなく、いつまでも元気に若々しく生きることができます。

午前4時から正午までの「排泄」の時間帯は、汗、便、尿と一緒に、体内にたまった毒素や老廃物、疲労物質などを排出する時間です。

寝ているあいだにも汗をたっぷりかきますが、これは体内から汗と一緒に老廃物が排出されるからです。また健康な人は、朝起きてしばらくすると、自然に便意を催してきます。これは体の生理リズムが正常な証拠です。

この時間帯には、食べ物を体内に入れないほうが、排泄がスムーズに進みます。朝食は軽めにして、食べるならば酵素がたっぷりの生野菜や果物を中心にするのがベストです。また排泄をスムーズにするため、起きてすぐに質のいい水を、たっぷり飲むのもおすすめです。

空腹の胃に水が入ると、刺激を受けて腸のぜん動運動が活発になるので、便秘しやすい人も、快便になります。

体の生理リズム

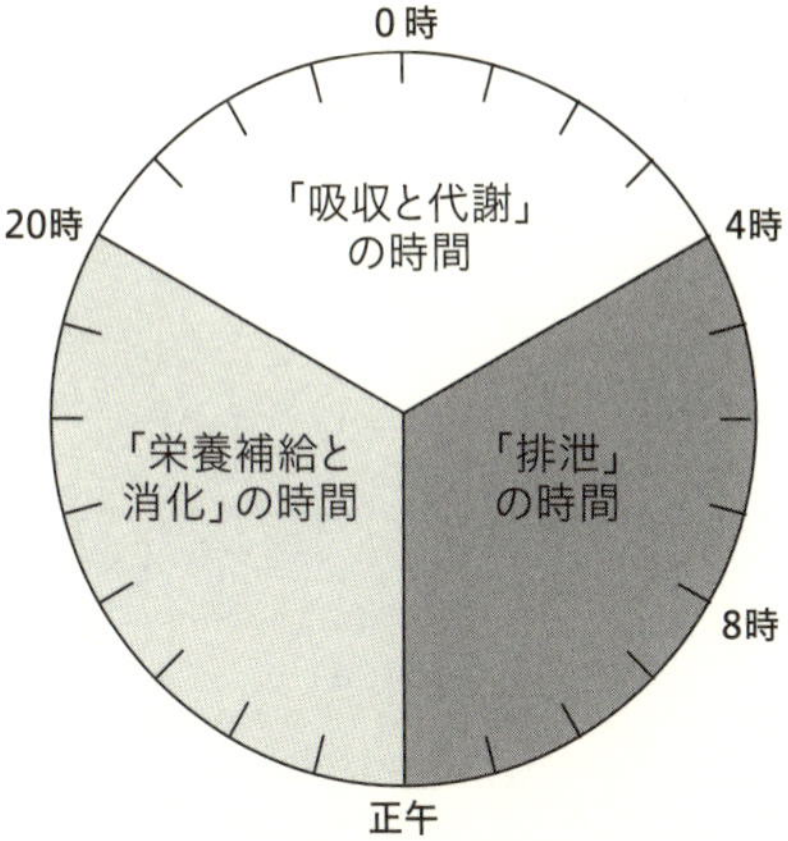

ただし水には質の差があります。最近は極めて性能のいい浄水器なども出ているので、質のいい水を飲むようにしたいものです。

正午から20時までは「栄養補給と消化」の時間帯です。この時間には消化酵素も活発な働きをしてくれるので、しっかり栄養素を消化・吸収することができます。

そして20時から早朝の4時までは、「吸収と代謝」の時間です。眠っているあいだにも、体内では活発に新陳代謝がおこなわれています。翌日の活動のためにエネルギーをたくわえ、筋肉や骨などの組織を生成しています。私たちの体内では毎日3000個近いがん細胞ができていますが、これを代謝活動によってやっつけているのもこの時間帯です。

そのため、夜更かしや睡眠不足を続けていると、いくら栄養をしっかりとっても、体内できちんと吸収することができず、有効活用することができなくなってしまうのです。

また22時から夜中の2時までのあいだに、私たちの体内からは成長ホルモンが分泌されて体を修復しています。できれば22時には就寝したいところですが、仕事などで忙しい方には難しいでしょう。せめて日付が変わる前には床に就き、6時間から8時間くらいは、ゆっくり眠るようにしましょう。

ただし睡眠は長さだけでなく、質も大切です。熟睡できるように就寝前に半身浴で血行をよくしたり、足裏マッサージで体をリラックスさせることも取り入れてみましょう。また寝る前に質のいい水をコップ1～2杯飲むと、就寝中に血流が滞るのを防いでくれます。

1日3回の食事の時間や内容も、このリズムに沿ったものにしましょう。

詳しい食事のメニューについては第5章で説明していきますが、夕食は就寝する2～3時間前にはすませるようにしたいものです。

前にも述べたように、食べてすぐ寝ると、胃の中のペプシンやアミラーゼといった消化酵素はまったく働かないため、消化不良が起こり、胃がんの元凶といわれるピロリ菌が増殖しやすくなります。

腸内には未消化の食べ物のカスが残り、宿便がたまりやすくなってしまい、腸内環境も悪化し、悪玉菌が増えてしまいます。

なお、夕食から朝食まで時間が空くことで、消化器官を休められます。夕食を19時にすませ、翌朝7時まで何も食べなければ、約半日の〝プチ断食〟ができるというわけです。

朝起きたとき、体がシャッキリしない、昨日の疲れが抜けない……。そんな人は、食事と睡眠の時間帯を見直し、生理リズムに沿った生活をすることを心がけてみましょう。次第に朝の目覚めがよくなり、体の調子もよくなってくることでしょう。

酵素を活性化する〝歩き方〟があった！

悪しき食習慣に加えて、運動不足も私たちを病気になりやすい体にしてしまいます。

運動不足が続くと筋肉は衰え、新陳代謝は悪くなり、酵素の働きも衰えてきます。代謝酵素を活性化させ、元気を取り戻すには運動することが欠かせないのです。

とはいっても、激しい運動を急にすることも、体にはよくありません。激しい運動は、体内に活性酸素をたくさんつくる原因になります。また普段運動に慣れていない人は、筋肉や骨を傷めたりしてしまうこともあります。

そこでおすすめなのが、ウォーキングです。歩くことは、老若男女を問わず、誰にでも手軽にできる運動です。1日1回最低45分以上、ちょっと速足で歩いてみましょう。

歩き方ですすめたいのは、少し大股で、やや速く3メートルほど前を見て歩くこと。もしできたら、リュックサックを背負い、その中に1~2キロのものを入れて歩くことです。体にいいお茶を入れた魔法びんなどを入れておけば、水分補給もできて一石二鳥です。

忙しくてまとまった運動をする時間が取りにくいという人は、通勤や通学の電車やバスを1駅か2駅、手前で降りて、その分歩くようにしてみてはいかがでしょうか?

ウォーキングには運動不足の解消や、骨や筋肉を強くして足腰の衰えを防止する、心肺機能を高めるなど、いろいろなメリットがあります。なかでも最大の効果は、体内に新鮮な酸素を取り入れられるようになることです。また体を動かして汗をかくことで、体内の老廃物も出やすくなり、新陳代謝がよくなります。

運動と呼吸には深い関係があり、ウォーキングなどの適度な運動は、新鮮な酸素を体内にたっぷりと取り入れる「いい呼吸」を促してくれます。そしていい呼吸をすることが、体内の代謝酵素の活性化につながっていくのです。

適度に日光を浴びることも、健康になる秘訣です。ある程度は日光を浴びないと、ビタミンDが活性化されず、丈夫な骨ができないからです。

紫外線の害が気になる人は、つばのある帽子を深くかぶれば大丈夫です。外に出て歩くことには、日焼けの害以上のメリットがあるのです。また緑の多いところを歩いて、フィトンチッド（樹木が発する化学物質）を浴びて散歩すれば、最高の健康法となります。

いい呼吸を身につけるには、ヨガや気功などもおすすめです。私は患者さんに、ヨガや気功をすることも、治療のひとつとしてすすめています。

私たちは息を吸うことは無意識のうちにしていても、吐くことは十分にしていません。十分に吐き切らない浅い呼吸ばかりしていると、体内の二酸化炭素を十分排出することができず、体に必要な新鮮な酸素が入ってきません。

皆さんもウォーキングに加えて、朝起きたとき、夜眠る前などに、深くゆっくりした呼吸をすることも習慣にしてみてください。特に息を吐くときに、しっかりと体内の空気を吐き切ってみましょう。朝は頭がスッキリして目覚めがよくなり、夜はリラックスしていい眠りにつけることでしょう。

足湯・半身浴・足裏マッサージで、老いが逃げていく

腸内酵素を活性化させて免疫力をアップするには、食事を改善して「消化をよくすること」に加えて、「代謝をよくすること」も欠かせません。

代謝をよくして体内酵素を活性化するには、前の項で紹介したウォーキングのほかにも、いくつかの方法があります。

まず自分の家で手軽にできることから、ぜひおすすめしたいのが、足湯や半身浴です。

新陳代謝が悪く、足先や手先の末梢の血管に血液が行かなくなると、冷え性になります。冷え性の改善には、足や下半身を温かいお湯で温めるのが、もっとも効果的な方法です。

私が患者さんにおすすめしているのが、ひざから下の足先を温めたあと、冷水シャワーで冷やす「温冷足湯」です。これは特に今病気にかかっていないという人にも、健康を維持するために、ぜひ実行していただきたい健康法です。

上半身はなるべく温かくなるように、厚着をします。長袖のシャツを3枚くらい重ね着し、その上にウインドブレーカーを羽織るなど、汗をたっぷりかくようにしてください。

季節によって、着る枚数は調節してください。ただし下半身は裸で入ります。

まず浴槽に、43~45度くらいの熱めのお湯をはります。お湯の量は、ふちに腰掛けて入ったとき、ひざから下がつかるくらいにします。お湯がたまったら、塩大さじ1を入れてよくかきまぜます。

その後、足をつけて20~40分間くらいそのまま温まります。途中でお湯が冷めてきたら、足し湯をしたり、追いだきをしてぬるくならないようにしてください。

つかっているうちに、だんだん汗が出てきますが、十分に汗が出たなと思ったら浴槽から出て、冷水シャワーをひざ下に10秒くらいかけます。温めてすぐに冷やすことで、交感神経が刺激され、さらに代謝がよくなります。

足湯や半身浴から上がったら、手の指先で足の裏を刺激しながら「足裏マッサージ」をしましょう。「痛気持ちいい」くらいの力加減で、ていねいにほぐしていきましょう。足の裏には無数のツボがあり、「第二の心臓」と呼ばれています。足裏を刺激すると、血行がよくなり、老廃物の排出が促進されます。

こういった自宅でできる健康法に加え、岩盤浴やサウナ、鍼灸《しんきゅう》治療や整体などにもときどき行くようにすると、あなたの免疫力はグンとアップします。そしてがんをはじめ、あらゆる病気にかかりにくい体に体質改善されていきます。

私は食事療法、酵素サプリメントの摂取、ファスティング（半断食）などに加えて、鍼灸治療や遠赤外線治療機器を使った治療などの物理療法も長年おこなってきました。

鍼やお灸は30数年前、数年にわたって勉強し、治療に取り入れるようになりましたが、その効果は絶大です。例えばがん治療の副作用によるダメージなども、鍼灸治療を施すことで軽減されます。

また、遠赤外線治療機器などで体に熱を加えると、ヒートショックプロテイン（HSP）の活性化につながります。

HSPとは強いストレスを受けたり病気になったりすると、体を守るために体内で産生されるタンパク質のことで、大腸菌をはじめとするすべての生物に備わっています。

実はHSPは、ストレスや病気だけでなく、加温により新しく産生されることがわかっています。

さまざまな病気やストレスの根本原因は、細胞の中にあるタンパクや老化したタンパクが障害を受けることにあります。このとき、HSPはそのタンパクが障害を受けた部位を見つけて修復してくれます。つまり、病気やストレスの根本原因にアプローチしてくれるタンパク質なのです。

ＨＳＰにより、免疫力がアップし、病気の回復を早めたり改善したりする実績は、多数報告されています。がんにおいても、ＨＳＰががん細胞の見つけ出して免疫細胞に知らせたり、がんを駆逐する効果が期待できます。

第4章

腸が若くなる食べ物、食べ方

——薬いらずの酵素栄養学・実践ルール

基本は「よいものを入れ、悪いものは入れない」こと

「体によいものを食べることが、健康には欠かせない」と思っている人は、とても多いと思います。そしてそれと同じくらい大切なことが「体に悪いものは、体の中に入れない」ということです。

「体によいもの」とは、まず酵素たっぷりの生野菜や果物です。そして、特に腸が喜ぶ「短鎖脂肪酸」。これは水溶性食物繊維から腸内の善玉菌がつくってくれますが、食酢に含まれている酢酸も短鎖脂肪酸です。

私は、水溶性食物繊維と良質な油が、現代人の偏った食生活を改善する大きなポイントになると考えています。生野菜を食べるときのドレッシングには、黒酢やフラックスオイルをすすめています。食用油は、植物性だからいいというものではなく、アレルギーなどの現代病を招くリスクが少ない「オメガ-3系」がおすすめです。それがα-リノレン酸を主成分とするフラックスオイルやエゴマ油などです。

また、腸の働きをよくするには酵素の宝庫である発酵食品も大事です。

発酵食品というとヨーグルトなどを思い浮かべる人が多いと思いますが、乳製品には「カゼイン」という毒性の強いタンパク質が多いのでおすすめしません（コリン・キャンベル教授の研究ではっきりしています）。

おすすめなのは、先ほど挙げた酢、そして、日本古来の漬け物、味噌、しょうゆ、納豆や、韓国の伝統食キムチなどです。これらには植物性の乳酸菌が豊富に含まれていて、腸内環境を整えるのに大変効果があります。

味噌も生野菜の味付けにうってつけですが、よく熟成された良質のものが理想です。そして、酵素を活かして味噌汁をつくるにはコツがあります。味噌を煮てしまうと酵素が不活性化するので、具だけを煮たあと、だいたい70度以下に冷めたところで味噌を溶かすのです。

一方、「体に悪いもの」としては、どんなものが挙げられるでしょうか。

まず、加工食品に含まれる添加物や、野菜などの残留農薬などを避けるべきなのは当然です。ここでは、食べ物として普通にとっているものの盲点を挙げておきます。

まず、肉類や牛乳、卵など動物性タンパク質の過剰摂取は控えましょう。タンパク質漬けの食生活は、腸内で悪玉菌を増やすことになり、万病のもとであるアミン類を発生させてしまいます。

次に、食後の血糖値をすぐに跳ね上げてしまう「高ＧＩ食」。これは精白された炭水化物食全般ですが、肥満や糖尿病の原因になり、そこからさまざまな生活習慣病になってしまうことが少なくありません。特に白いパンやパスタなどはなるべく控えるべきでしょう。

そして、もっとも気をつけるべき食材が白砂糖（ショ糖）です。白砂糖は、嗜好品として飲食するお菓子や清涼飲料水にも多量に含まれていますが、大きな分子のまま腸にたどり着き、腸壁のバリアを壊してしまうことが多い曲者《くせもの》です。典型的なその弊害が、さまざまな病気の引き金となる「リーキーガット症候群」です。

さらに、調理法にも良し悪しがあります。

最近、老化や生活習慣病の原因として知られるようになった「活性酸素」と「ＡＧＥ（糖化したタンパク質）」を含む食品は極力避けるべきです。

例えば、調理して時間が経った揚げ物や炒め物には、酸化した油（過酸化脂質）が含まれています。揚げたてでも、はじめから酸化した油で揚げていたら、どうしようもありません。酸化した食品を食べるのは「活性酸素」を食べているのと同じことになります。

また、ＡＧＥは、食材を焼く、炒める、揚げるといった方法で調理すると増加します。

食べ物を糖化させないという観点では、そうした方法を減らすべきで、これは生が一番というこことでもあります。

そうしたことを基本に考えることで、より健康的な食生活を送っていただけると思います。

ではここで、「体にはよいものを入れ、悪いものを入れない食生活」の実践ポイントをいくつか挙げておきましょう。

1 朝は生野菜や果物、昼は軽め、夜寝る前は食べない

消化酵素のムダづかいを減らし、代謝酵素を温存するためには、朝はごく軽く、昼も軽く、夜は寝る3〜4時間前には食べ終えるのが原則です。

118ページで述べたように、酵素栄養学では朝は「排泄」の時間です。夜眠っているあいだは、体内の消化器官も消化酵素も休んでいます。そのため、朝起きてすぐにたっぷりと朝食をとったり、消化酵素を多量に必要とする加熱食を食べることはやめましょう。

朝食には生のフルーツや野菜サラダ、すりおろし野菜などがおすすめのメニューです。

全体の9割は生食になるようにしましょう。

昼と夜は加熱食を食べてもいいのですが、必ず生野菜サラダかフルーツは一緒にとるようにしましょう。家で食べられる人は、次章で紹介するレシピも参考にして、なるべく酵素がたっぷりとれるメニューを心がけましょう。

目安として、昼は生のものを6割、夜は最低でも3割はとるといいでしょう。

生きた酵素はもちろん、ビタミン、ミネラル、食物繊維、ファイトケミカルなどあらゆる栄養素がたっぷり含まれている野菜や果物は、毎日3食食べたい食材です。

また、食べる量は腹八分目を心がけ、過食しないように気をつけます。体が冷える人は、体が温まるお茶（タンポポ茶、梅干し番茶など）をおすすめします。

2 野菜は全体の8〜9割、生食を多めにする

毎日の食事では、野菜や果物が8〜9割、残りの2割以内がそのほかの食材にという比率が理想的です。

タンパク質は、豆腐や納豆などの植物性のものをメインにして、肉や魚は抑えめにしま

しょう。

炭水化物は、白米よりは雑穀を混ぜて炊いたご飯などにするといいでしょう。玄米もよいのですが、酵素を阻害する「発芽毒」があるので炊き方が難しく、注意を要します。また、高温の圧力釜を使うとご飯の糖化が進むので、普通の炊飯ジャーで炊くべきです。

そばも、質の高いものを選べば玄米より食物繊維が多く、栄養素も豊富なのでおすすめ。そばは糖化指数も低いのが魅力です。パンが食べたい人は、全粒粉のパンや、ライ麦や雑穀入りの全粒粉パンなどをおすすめします。またサツマイモの焼いたものや、サトイモをゆでたものを、主食代わりにするのもいいでしょう。

なお、生食と加熱食のバランスは、だいたい半々か、生食6：加熱食4くらいの割合を守りましょう。これは全体的なバランスでもあり、個々の料理のバランスでもあります。野菜と果物は1日にとる量の半分を生で、半分を温野菜で食べればよいと思います。

生きた酵素がたっぷり含まれている生野菜や果物は欠かせません。しかし生の野菜はなかなか多くは食べられていないものです。そこで、温野菜と生野菜をバランスよくとることも考えましょう。例えば、ダイコンやシイタケは生よりも干したもののほうが、繊維もミネラルも豊富になります。ニンジンも加熱したほうが栄養が吸収されやすくなります。

だいたい1日の摂取カロリーは、1800キロカロリー以内におさめるようにしましょう。次ページに私のおすすめ「健康メニュー」の例を紹介しますので、参考にしてください。

3 ファイトケミカルの宝庫・果物は毎日必ずとる

果物には、果糖やブドウ糖といった良質な糖分が含まれています。これらの糖分は最初から消化されており、吸収がよく、すぐに最良のエネルギーになってくれます。

また、酵素、繊維質に加えて、「ファイトケミカル」がたっぷりです。ファイトケミカルは人間が活性酸素に侵されるのを防いでくれる、大変優れた「抗酸化物質」です。

どんなものがファイトケミカルなのかというと、ブドウやブルーベリーなどに含まれる、目にいいとされるアントシアニン、ミカンやオレンジなどのかんきつ類に含まれて肥満やカゼの防止に効果があるといわれるヘスペリジン（ビタミンP）などがその一例です。

ほかにも果物にはさまざまなファイトケミカルが含まれているので、毎日とっていれば病気にかかりにくい健康な体をつくるのに役立ちます。

《鶴見式》健康メニュー（例）

朝食	◎1〜2種類のフルーツ、ダイコン・カブ・ショウガ・ニンジンをすりおろしたもの（または野菜少々）。 ◎体が冷えやすい人は、タンポポ茶、梅干し番茶など体が温まるお茶を飲む。
昼食	**主食** 以下の6つの中からひとつを選んで主食とする。 日替わりで主食を変更してもよい。 ①そば （山菜、メカブ、とろろ、シイタケ、ダイコンおろしのいずれかと一緒に。うずらの卵を入れてもOK） ②サツマイモ（焼いてもふかしてもよい） ③サトイモ（塩少々を入れてゆでる） ④ジャガイモ（ふかしたもの） ⑤パン（ライ麦入りパン、または雑穀入りの全粒粉パン） ⑥ご飯 （雑穀入り、切り干しダイコン入り、昆布入り、ゴマ入りなど） **おかず** 生野菜サラダ、ホウレン草のゴマあえ、酢の物（キュウリなど）、漬け物、キムチ、納豆など。 ※サラダのドレッシングは、フラックスオイル2：しょうゆ2：黒酢1の割合で混ぜたものを使う（しょうゆの代わりに水で2倍にのばした味噌でもOK。好みに応じて野菜のすりおろしやスパイス類を加えてもよい）。
夕食	**主食** 昼食同様、6種類の中から1つを選択。 **おかず** 生野菜サラダは必須。あとは以下のメニューから少量を適宜選択。 **【メニュー例】** 野菜の煮物や炒め物／大豆料理／海藻料理／キノコ料理／酢の物／おひたし／ゴマあえ／漬け物／味噌汁／刺身／煮魚／納豆／焼き魚／鍋（野菜9：魚肉類1の割合）／肉野菜炒め／ハンバーグ（野菜、おから入り。ひき肉は少々）／天ぷらやフライ（衣は外して食べる）／野菜の多いカレー／シチューなどから少々とる。

また、果物には良質な水分、ビタミンCなどのビタミン群、ミネラル群も豊富に含まれています。

特に朝食にはフルーツを必ずとるようにしたいものです。カットフルーツでもいいのですが、ジュースやスムージーなどにすると、さらに消化がよくなり、量もたくさんとることができます。

4 酢漬けなどの発酵食品をメニューに加える

酢は世界中で愛用されている発酵食品です。酵素と大変相性がよいので、酢漬けや酢の物などのメニューは、ぜひ積極的に取り入れていただきたいものです。

次章のレシピでは、キャベツとニンジンのザワークラウトを紹介しました。また、酢は調味料として使うだけでなく、ドリンクに活用してもOKです。153ページでは、私が患者さんにおすすめしている「スーパー黒酢」のつくり方を紹介しています。

酢で締めると、酸化を防ぐ助けにもなります。私はがんの患者さんにかなり厳格な食事療法を指導しますが、たまにはお寿司を食べたいという方もいらっしゃいます。そういうときは、穴子やゆでエビ、玉子焼きなどは我慢して、生魚と酢締め、昆布締めの握りを少々楽しんでくださいといっています。

腸内の悪玉菌が増えるとあらゆる病気を引き起こす元凶になりますが、毎日発酵食品を食べることで善玉菌を応援し、悪玉菌の活性化を抑えることができるのです。

発酵食品としておすすめなのは、漬け物、味噌、しょうゆ、納豆、キムチなどです。日本は世界でトップクラスの長寿国ですが、今のお年寄りはこのような「植物性乳酸菌」をたくさんとってきたことが、長生きの理由のひとつになっていると思われます。

漬け物にはいろいろな種類がありますが、特にぬか漬けは発酵したぬかの中に乳酸菌だけでなく、酵母菌、酪酸菌などが活発に増殖しています。これらの菌はビタミンやさまざまな抗酸化物質を産生していきます。

納豆にはナットウキナーゼという酵素が含まれていて、この酵素は血栓防止効果が高く、心筋梗塞や脳梗塞の予防にも役立つことが知られています。さらに納豆にはリゾチームという病原菌溶解酵素も多く含まれています。

5 食用油はα-リノレン酸がおすすめ

一般に、植物油は体にやさしいと思われているかもしれません。しかし、気をつけて選ばないと体調を悪くしたり、病気の原因になったりしてしまいます。

まず、絶対に口にしないほうがよいのがトランス型のマーガリンやショートニングです。これらは植物油の加工食品ですが、体内でまったく代謝できません。こうした油を日本人は至るところで使っていますが、アメリカではとっくの昔に使用が禁止されています。

そこまでひどくなくても、できるだけ減らしていきたいのが大豆油、コーン油、サラダ油など、リノール酸の多い油です。

リノール酸は必須脂肪酸として体にいいものと思われていましたが、とりすぎると体内でアラキドン酸（これも必須脂肪酸）が過剰につくられ、炎症を起こす物質が増加、アレルギーのような症状を招くことがわかってきました。

食用油としては、オメガ-3系のα-リノレン酸がおすすめです。ただし私は、揚げ物よりも生野菜のドレッシングとしてとることを推奨しています。α-リノレン酸が多く含まれるのは、フラックスオイルやエゴマ油（シソ油）などです。これらは極めて酸化しやすい性質を持っているので、黒い遮光ビンで保存する必要があります。加熱には弱いのでドレッシングにするのがベストです。

また、加熱料理に使うなら、酸化しにくい玄米油、なたね油などオレイン酸が多いオメガ-9系のものが適していると思います。

6 肉は週200グラム以内、魚は週350グラム以内に

繰り返し述べてきたように、動物性タンパク質の過剰摂取は、さまざまな病気を引き起こす原因になります。

タンパク質はなるべく豆腐や大豆などの植物性のものからとるようにして、肉や魚はあまり食べないに越したことはありません。そして動物性食品をとったら、その2倍以上の量の野菜や果物を食べましょう。野菜や果物には多量の酵素が含まれていて、肉や魚の消化を助けてくれます。

特にイチジク、キウイフルーツ、メロン、パパイヤ、パイナップルにはタンパク質分解

酵素が多量に含まれています。肉や魚と一緒に野菜サラダを食べ、食後にこれらのフルーツをデザートとして食べるようにすれば、消化不良を起こしにくくなります。

ただし食事のあと、時間をおいてから食べたのでは、タンパク質の予備消化に酵素を有効活用することができないので、肉類と一緒に食べるか、もしくは食後すぐに食べるようにしましょう。昔から生ハムにメロンを添えたり、ステーキにパイナップルをのせたりして食べることがありますが、これらは酵素栄養学的には、まさに理にかなった食べ方なのです。

動物性のタンパク質は、魚料理は1週間に4~5日で計350グラム以内、肉料理は1週間に2~3日で計200グラム以内が目安です。鶏卵は1週間に5個以内にしましょう。

魚は鍋に入れたり、煮魚にするのも悪くありませんが、なるべく生のままお刺身で食べるか、酢で締めて食べると、生きた酵素がとれるのでおすすめです。また魚には、α―リノレン酸、DHA、EPAなどの良質な脂質も含まれています。

7 腸のバリアを壊す白砂糖を避ける

タンパク質の過剰摂取と同じくらい体によくないことのひとつに、白砂糖（ショ糖）のとりすぎがあります。

前述したように、白砂糖は胃腸に入ると直接細菌のエサとなり、強い炎症が起きるからです。その結果腸壁のバリアを壊してしまうのです。そのような状態が続くと、あらゆる病気の引き金となる「リーキーガット症候群」になってしまいます。

本来、腸壁のバリアは体内に不要なものや有毒なものを取り込まないように機能しています。しかし、タンパク質の過剰摂取や、化学薬剤の長期摂取、そして白砂糖のとりすぎが続くと、このバリア機能が破壊されてしまうのです。

白砂糖は多くの加工食品に使われています。和菓子、洋菓子、スナック菓子を問わずお菓子全般、ジュースなどの飲み物、そして市販のお惣菜の煮物など、気をつけていないと、いつの間にか過剰摂取しがちです。腸の健康を守るためには、こうした白砂糖を使った食べ物をなるべく食べないようにすることが大事です。

甘味がほしい人は、アカペシロップやココナッツシュガー、黒砂糖など、白砂糖以外のものを、日頃の料理などにも使うようにするといいでしょう。とくにオリゴ糖はカロリーも低く、腸内の善玉菌を増やす働きをするので、おすすめの甘味料です。

また、傷んだ腸のバリアを補強するのには、食物繊維が役立ちます。

第5章

鶴見式

酵素食レシピ&ファスティング

――今日からはじめる酵素食生活

腸を元気にする！　酵素たっぷりの食生活

最後に、具体的な食べ方のヒントとして、腸を元気にする酵素たっぷりのレシピと、無理なくできるファスティング（半断食）のやり方をご紹介します。

レシピは、簡単につくれて、なかには日持ちのするものもあります。毎日の食事でしっかり酵素をとっていきましょう。

そしてここで紹介するファスティングは、まったく食べ物をとらないのではなく、なるべく腸に負担をかけないようにしながら最低限の栄養を摂取する、週末の2日間でできる方法です。コースも、腸をしっかり休ませるものから空腹感を感じにくいものまで、3つご用意しました。

日頃は酵素たっぷりの食生活を送り、食べすぎてしまったときや胃腸が疲れたときなど、数カ月に一度はファスティングをおこなうようにしてみてください。

「酵素食」とファスティングを続けているうちに、体調のよさを実感できることでしょう。

発酵野菜…野菜の酵素力がアップする

野菜をみじん切りにして、味噌、黒酢、しょうゆなどのドレッシングに漬け込むだけの簡単な浅漬けです。生味噌のパワーで野菜の酵素力が格段にアップし、消化がよくなり、おいしくなります。

レシピではキャベツ、ナス、タマネギを使っていますが、白菜、小松菜、ブロッコリー、ニンジン、ピーマン、トマト、ダイコン、セロリなど、あなたの好みの野菜を使ってアレンジしてもOKです。

つくるときのポイントは、野菜を細かく切り刻み、ドレッシングをかけたら、よくもむことです。その後、常温で放置するのも忘れずに。このとき、重石で漬けるとなおよいでしょう。このプロセスで、野菜に含まれる酵素のパワーが一気に上がるからです。

冷蔵庫で保存すれば、4日間くらいもちますが、時間が経つことでビタミンCが減ってしまうので、食べるときはフレッシュなサニーレタスやキュウリ、トマトなどをお皿に盛り、フラックスオイルをかけて一緒に食べるといいでしょう。

【材料】
●キャベツ…1／4個　●ナス…1個　●タマネギ…1／2個
●生味噌…大さじ1　●黒酢…大さじ3　●梅肉（梅干し）…2個分
●しょうゆ…小さじ3　●フラックスオイル…大さじ1／2杯

【つくり方】
①キャベツ、ナス、タマネギをみじん切りにする。なるべく細かく切るようにする。
②生味噌を黒酢で溶く。梅肉を細かく刻んでしょうゆに入れ、よく溶く。その後、生味噌＋黒酢と、しょうゆ＋梅肉をよく混ぜ合わせる。
③①を②のドレッシングと混ぜて、よくもんでから重石をする。
④30分～2時間、常温で放置したあと、重石を外し、冷蔵庫で1～16時間寝かす。
＊1～4日くらいおいてもOK。
⑤冷蔵庫から出し、適量をお皿に盛りつけ、フラックスオイルをかけて食べる。
＊新鮮な生野菜と一緒に食べるとなおよい。

スーパー豆乳ヨーグルト…ビタミン、ミネラルが同時にとれる

私は牛乳でつくったヨーグルトはおすすめしていません。牛乳に含まれるカゼインタンパク質が、人間には合わないからです。そこで欠点がなく長所だらけの豆乳ヨーグルトをおすすめしています。

腸内環境を整えて、免疫力をアップさせるのに、豆乳でつくったヨーグルトはとても役に立つ食材です。「豆乳ヨーグルトは乳酸菌がたっぷりで、これが腸内の善玉菌の格好のエサになるからです。「豆乳ヨーグルトをそのまま食べるだけでもいいのですが、これにすりおろしたフルーツを混ぜて、常温で発酵させることで、さらにパワーアップした「スーパー豆乳ヨーグルト」ができあがります。

果物に含まれる酵素やビタミン、ミネラル、食物繊維、ファイトケミカルなどがヨーグルトに溶け込んでいるので、これらの栄養素をムダなくとれるのもうれしいかぎりです。

つくり方は、フルーツをおろし器ですりおろすか、細かくカットしてヨーグルトと混ぜ合わせるだけです。こうすることでフルーツの細胞壁が壊れて、酵素がより活性化します。

果物は、リンゴ、イチゴ、バナナ、メロンなど、なんでもかまいません。あなたの好みで選んでOKです。

自然な甘味と酸味が加わることで、味もおいしくなります。フルーツはよく熟れたもののほうが酵素がたっぷり含まれているのでおすすめです。例えばバナナなら、皮が黒っぽくなっているくらいのほうがいいでしょう。

果物の自然な甘味があるので、そのまま食べてもおいしいのですが、ソースとしてカットフルーツにかけて食べてもいいでしょう。甘味がほしい人は、麦芽水飴やオリゴ糖、ハチミツなどを少し加えてもかまいません。

朝食に、おやつに、デザートに、ぜひ取り入れたい一品です。

【材料】

● 豆乳ヨーグルト…1パック(400〜600ミリリットル)
● 果物1種類(リンゴ、カキ、ナシ、イチゴ、メロン、マンゴー、バナナなど)…ヨーグルトの半量〜同量程度

【つくり方】

①果物をすりおろすか、小さく切り刻む。
②豆乳ヨーグルトに①を入れ、よくかき混ぜる。その後フタをして、常温で6〜14時間置く。
③冷蔵庫で冷やし、1日200ミリリットルを目安に2〜3日で食べ切る。

強精酵素食「ネバネバごちゃ混ぜ」…納豆とヤマイモのダブル効果

高い滋養強壮作用があることから、ヤマイモは「山うなぎ」という異名を持っています。このヤマイモに、納豆、オクラ、モロヘイヤ、メカブといったねばり気のある食材を混ぜた最高の酵素食が「ネバネバごちゃ混ぜ」です。

ヤマイモに含まれるねばり成分のムチンは、血糖値の上昇を抑え、糖尿病予防に役立ちます。またコレステロールを体外に排出する効果も期待できます。

納豆は前にも述べたように、がんなどの病気予防に高い効果がある食品です。血液をきれいにする酵素・ナットウキナーゼ、病原体溶解酵素のリゾチームなどが含まれ、まさに

「酵素の宝庫」ともいえます。

私は患者さんにもこの料理をよくおすすめしていますが、食べているうちに元気がみなぎってきたという方も多いのです。男性の性機能の衰えにも効果があるようです。

栄養価が高い一品なので、昼食時か夕食時に食べることをおすすめします。ダイコンおろしや、野菜の煮物などのおかずと組み合わせるとさらに効果的です。またマグロのブツなどをこれに入れて、山かけ風にして食べてもおいしいです。


【材料】
●ヤマイモ（自然薯がベストだが、ナガイモかヤマトイモでもよい）…10〜15センチ
●納豆…30グラム　●ニンニク…2〜3片　●ショウガ…3センチ程度
●オクラ、モロヘイヤ、メカブ…各少々　●昆布…5〜7センチ
●ネギ…8〜10センチ　●タマネギ…1／4個　●黒酢、生味噌、しょうゆ…各適量

【つくり方】
①ヤマイモをすりおろす。納豆は包丁で叩き、ひき割りにする。

②オクラ、モロヘイヤ、ネギ、タマネギ、昆布などをみじん切りにする。ニンニクとショウガはすりおろす。納豆はよくかき混ぜる。
③おろしたヤマイモの中に、ひき割り納豆、調味料以外の材料を入れ、よくかき混ぜる。
④味噌を黒酢に溶いたもの（酢味噌）をかけて食べる。好みによって、しょうゆと黒酢で食べてもいい。

スーパー黒酢…毎食後に飲めば、体がポカポカに

酢は世界で愛用されている、優れた健康効果を持つ発酵食品です。酢の主成分の酢酸には、疲労回復効果や血糖値の上昇を抑える効果があります。毎日大さじ1の酢を続けてとると、血圧が下がるという研究報告もあります。

またカルシウムの吸収を高める効果があるので、骨粗《こつそ》しょう症の予防にもなります。腸の活動を活発にしてくれるので、便通を整えるのにも役立ちます。

酢は酢漬けや料理の調味料として使うことはもちろんですが、ドリンクとして飲むとより体にいい効果が出てきます。

私はクリニックで、患者さんにこの「スーパー黒酢」をおすすめしていますが、素晴らしい効果をたくさんの方たちが実感していらっしゃいます。

数ある酢の仲間の中でも、黒酢には人間の体に必要不可欠な「必須アミノ酸」がたっぷり含まれています。この黒酢に、梅干し、昆布、唐辛子、ショウガを漬け込んでおくと、抗炎症効果のあるジンゲロール、カプサイシンという成分が出てきます。

毎日、スーパー黒酢10～15ミリリットルに熱湯（あれば延命茶）を100～150ミリリットル注いだものを朝昼夕食後の三度飲みましょう。血の巡りがよくなり、冷え性も改善され、元気がみなぎってきます。

また、スーパー黒酢を続けて飲んでいると新陳代謝がよくなり、自然に太りにくい体に体質改善されていきます。美容、ダイエット効果も優れているので、家族みんなで愛飲していただきたいドリンクです。


【材料】
●黒酢…700ミリリットル　●梅干し…3個（種ごと）　●昆布…8グラム
●唐辛子…3本　●ショウガ…35グラム

【つくり方】

①ガラスビンの中に黒酢、梅干し、昆布、唐辛子、ショウガ（適当な大きさに切る）を入れる。

②1～2日漬け置きする。

＊お酢のビンを利用しても、フタ付きの広口ガラスビンに移してつくってもかまいません。

朝食におすすめのお手軽ドリンクとサラダ

体内酵素をムダづかいしないためには、朝食は軽くジュースやサラダなどですませるのが最適です。ミキサーやジューサーで手づくりしたジュースには、生きた酵素がいっぱいで、食物繊維もたっぷりとれます。

また、ヨーグルトや豆乳といった腸内の善玉菌を増やすのに役立つ食材を野菜や果物と合わせれば、鬼に金棒です。

ニンジンとリンゴのモーニングジュース（1人分）

◎ニンジン1本とリンゴ1個を適当な大きさに切り、ジューサーに入れて絞る。
＊ジューサーがなければ、リンゴとニンジンをすりおろし、ガーゼでこして混ぜればOK。

「1日1個のリンゴは医者いらず」と昔からいわれるように、リンゴはあらゆる病気の予防に効果的な果物です。

ニンジンは大量のカロテン（体内でビタミンAに変わる）を含み、抗がん作用も高い野菜です。毎朝飲めば、がん予防に効果大のジュースです。これにキャベツを少々入れると、さらに抗酸化力がアップします。

キャベツとセロリのビタミンジュース（1〜2人分）

◎キャベツ1／4個を縦4つ割りにし、セロリ1本は葉つきのまま水洗いして、適当な大きさに切る。これをジューサーに入れて絞る。

キャベツに含まれるスルフォラファンには、胃腸を守ってくれる驚異の抗酸化力があります。また、セロリは各種ビタミンが豊富に含まれ、食物繊維もたっぷりとれます。ちょっと胃の調子が悪いときや風邪や高血圧の人などが飲むと、著しく改善するヘルシーなジュースです。

バナナと豆乳のスムージー（1～2人分）

①バナナ小1本の皮をむき、3～4センチに切って、冷凍しておく。
②①と豆乳150ミリリットルをミキサーにかける。

豆乳には大豆由来のオリゴ糖がたっぷり含まれていて、これが腸内のビフィズス菌や乳酸菌の栄養源となります。

また、バナナにもオリゴ糖が含まれていますし、食物繊維も豊富です。便秘気味の人も快便が期待できる「腸内酵素増進ドリンク」です。

キュウリと豆乳ヨーグルトのサラダ（2人分）

①キュウリ1本をすりおろす。

②豆乳ヨーグルト1／2カップ、ミント大さじ1（生葉を刻んだもの。あればでよい）、水1／4カップ、塩小さじ1／2、オリーブ油大さじ1／2と、①を混ぜ合わせる。

食欲のない夏にもぴったりのトルコ風の〝飲むサラダ〟です。ニンニクのすりおろしを少々加えてもいいでしょう。お好みで氷を浮かべて飲むと、さらにサッパリします。

すりおろし野菜ドレッシングの酵素サラダ（2人分）

①ダイコン100グラムをおろし器ですりおろし、フラックスオイル大さじ2、しょうゆ大さじ2、黒酢大さじ1と混ぜて、ドレッシングをつくる。
②生野菜、蒸し野菜、焼き野菜など、好みの野菜にかけて食べる。

野菜をすりおろして食べると、酵素のパワーがさらにアップします。昔から胃の調子が悪いときはダイコンおろしを食べるなど、おろし野菜はさまざまな体調の不調に効果があることで知られています。ダイコンおろしは咳止めにもなります。

ダイコンのほかに、ニンジン、ヤマイモ、ニンニク、キュウリ、ジャガイモなどをすりおろして、①と同じ分量で混ぜれば、味のバリエーションが楽しめます。

昼食・夕食におすすめの漬け物類

発酵食品である漬け物は、毎食食べたいおかずです。特に酢を使ったピクルスは、「スーパー黒酢」のところで説明したように、酢の持っているさまざまなよい効果も同時に得られるので、一番のおすすめです。

ほかにも味噌漬け、しょうゆ漬け、塩漬け、ちょっと変わったところでは、はちみつ漬けなどバリエーションも豊富なので、毎日食べても飽きることがありません。

酢漬け…タマネギのピクルス（つくりやすい量）

①タマネギ3個の皮をむき、上下を軽く切り落とし、バラバラにならないように気をつけながらクシ形に8等分する。耐熱容器に入れる。

②酢2・5カップ、水1カップ、白ワイン0・5カップを煮立て、火を止めたら熱いうちに①に注ぐ。1日以上漬け込む。

タマネギは血液をサラサラにする効果があり、続けて食べていると血行がよくなり、冷え性も改善されていきます。抗酸化成分も豊富に含まれています。

漬け汁には、好みでローリエ、クローブ、コショウ、ニンニクなどを入れてもかまいません。

酢漬け…ワカメとショウガの酢じょうゆ漬け（つくりやすい量）

①生ワカメ200グラムをさっと湯がき（色が変わる程度）、水にとる。
②水気を切ってから、ひと口大に切る。ショウガ大1かけは、せん切りにしておく。
③しょうゆ大さじ2杯、酒大さじ2、酢大さじ1を合わせて漬け汁をつくる。
④ポリ袋にワカメとショウガと③を入れ、よくなじませてから、ポリ袋の中の空気を抜く。冷蔵庫で7時間ほど漬ける。

ワカメなどの海藻類はミネラルがたっぷりなので、毎日食べたい食材です。ポリ袋に入れたら、軽くもむようにしてなじませると、味がしっかり浸透しておいしくできますよ。

塩漬け…キャベツとニンジンのザワークラウト（つくりやすい量）

①キャベツ1／4個を5ミリ幅くらいのざく切りにする。ニンジン1／2本はせん切りにしておく。
②①に塩小さじ2と水100ミリリットルを加え、軽くもむようにして混ぜ合わせる。
③漬け物容器に2を入れ、重石をして室温で3～4日置く。酸味のある香りがしてきたら乳酸発酵がはじまったサインなので、冷蔵庫に移して保存する。

キャベツは発酵させると、植物性乳酸菌が発生します。この性質を利用したザワークラウトは、ドイツの伝統的な漬け物です。

ニンジンを加えることで、ビタミンや食物繊維がさらに豊富になります。腸内の善玉菌を増やしてくれるので、毎日食べたい一品です。

塩漬け…チンゲンサイの漬け物（つくりやすい量）

①チンゲンサイ2把《わ》（400グラム前後）を丁寧に水で洗い、水気を切ってから塩小さじ2をまぶしてもみ、しばらく置く。
②3センチ角の昆布を細切りに、赤唐辛子1本は種を抜いて小口切りにしておく。
③チンゲンサイがしんなりしてきたら、1把ずつ葉先と軸を互い違いにそろえて2つ折りにし、漬け物容器に入れる。
④③に②の昆布、赤唐辛子を入れてなじませ、重石をのせ、約7時間漬ける。

漬け物というと、白菜やダイコンなどがポピュラーですが、チンゲンサイのような緑黄色野菜も漬け物にできます。チンゲンサイは生で食べたことがないという人も多いでしょうが、この漬け物を一度食べると、そのシャリシャリした食感にやみつきになります。

味噌漬け…キュウリとセロリの味噌漬け（つくりやすい量）

①キュウリ2本に塩をまぶして、板ずりしておく。セロリ1本は筋をとっておく。その後、ポリ袋の深さの半分くらいの長さに切る。
②ポリ袋に味噌大さじ6杯を入れ、キュウリとセロリをその中に入れる。
③袋の外からもんでなじませて、空気を抜いてから冷蔵庫で約7時間漬ける。食べるときは、味噌を軽く洗い落とすとよい。

家で簡単につくれるキュウリとセロリの味噌漬けです。シャキシャキした食感と味噌の風味がよくマッチしています。

セロリの葉には、茎の2倍のカロテンが含まれているので、まるごと漬けて食べましょう。

しょうゆ漬け…キノコのニンニクじょうゆ漬け（つくりやすい量）

①しょうゆ1カップに、ニンニク3個の皮をむいて入れ、冷蔵庫で2～3日置いて漬け汁をつくっておく。
②生シイタケ6枚、シメジ1パック、エノキタケ1袋を水で洗い、シイタケは石づきを

切り落として4等分に、シメジは小房に分け、エノキは半分の長さに切る。
③①と②を保存容器に入れて、冷蔵庫で7時間ほど漬ける。

シイタケやシメジはビタミンのほかアミノ酸も豊富で、ぜひ頻繁に食べたい食材です。エノキタケには免疫力をアップするβ-グルカンが含まれていて、病気の予防にも効果があります。

ご飯のお供にしても、とてもおいしい一品です。

はちみつ漬け…キャベツのレモン風味漬け（つくりやすい量）

①キャベツ1／2個はバラバラにならないように芯を残したまま、クシ形に8等分する。
②ボウルなどに円状にキャベツを敷いて塩大さじ1強をまぶし、重石をして約1時間ほど置いておく。
③レモン1個はよく洗って皮をすりおろす。レモンのしぼり汁とすりおろした皮に、はちみつ大さじ1を加えて漬け汁をつくる。
④②のキャベツの水気を絞って、ポリ袋に③と一緒に入れる。袋の上からもんだあと、

冷蔵庫で約7時間漬ける。

レモンのさわやかな香りと、はちみつのほどよい甘さがおいしい変わり種の漬け物です。キャベツの代わりに、ダイコンを薄く切ったものを漬けてもおいしいですよ。

食卓に健康を添える一品おかず

野菜は生で食べたほうが酵素がたっぷりとれますが、同じような味つけのサラダばかり食べていると飽きることもあります。そこでちょっとひと手間かけて、変わった味や食感が楽しめるおかずをここでは紹介しましょう。

生ジャガイモのサラダ（2人分）

①ジャガイモ中1個は皮をむいてせん切りにし、水に5分ほどさらしてから、水気を切っておく。

②オリーブオイル大さじ2、レモン汁大さじ1・5、塩小さじ1／2、コショウ少々で、①をあえる。

ジャガイモを生で食べたことがある人は少ないかもしれませんが、意外といけるのがこのサラダ。加熱しないので、酵素もたっぷりとれます。ただし芽は捨ててください。

最近では、ジャガイモをすりおろしたものは、胃炎、胃潰瘍に効くといわれはじめました。その意味ではジャガイモをおろすと、さらに効果的だと思います。

レモンの風味がさわやかなので、食欲があまりないときにもおすすめです。

ナガイモの梅肉あえ（2人分）

① ナガイモ100グラムをせん切りにする。

② 梅肉（梅干し）大さじ1で①をあえ、のり（適量）を散らす。

ナガイモのようなネバネバした食感の野菜は、酵素活性化に大変効果的です。すりおろしてとろろいもで食べるのもいいのですが、ちょっと飽きたなというときは、梅肉であっさりあえたこんなメニューもおすすめです。

トマトのさっぱり生スープ（2人分）

①タマネギ1／4個をみじん切りにして、フラックスオイル（なければオリーブオイルでもOK）大さじ2、レモン汁大さじ1、塩小さじ1／4を加えて、冷蔵庫で30分ほど冷やしておく。
②トマト中3個の皮をむき、塩小さじ1／4と一緒にミキサーに30秒ほどかける。
③器に②を注ぎ、①を上から回しかける。

トマトの酸味にレモン味がアクセントになっている、さわやかな冷製スープです。加熱しないので酵素がイキイキ。舌ざわりもなめらかなので体調が優れないときの酵素補給に最適です。

トマトの赤い色素・リコピンには、がん予防の効果もあります。

「食べない」ことの驚くべき健康効果

カゼやインフルエンザにかかったとき、あなたはすぐに薬を飲んでいませんか？ 急いで治そうと考えて薬を飲む気持ちもわからなくはありませんが、薬は症状を抑えるだけで、病気を治しているわけではありません。

実は、薬を飲むよりも病気をより確実に治せる治療法があります。それは、食べ物を極力とらないで過ごす「ファスティング（半断食）」です。

私のクリニックでは、がんの患者さんをはじめ、糖尿病、気管支ぜんそく、アトピー性皮膚炎など、いろいろな病気の患者さんにファスティングを指導してきました。その効果には目覚ましいものがあり、まさに「メスを使わない手術」といえます。

メタボリック症候群の人なども、定期的なファスティングをすることで本格的な高血圧や糖尿病に進展するのが予防できますし、治っていきます。とくにメタボリック症候群の特徴である内臓脂肪は、皮下脂肪と違って運動などで落とすことがなかなかできないので、ファスティングが効果的です。

これといった持病のない人でも、ファスティングを習慣にすることで病気になりにくい体をつくり、健康な腸を取り戻し、ダイエット効果を上げることができます。

長崎市の長崎ペンギン水族館は、世界で一番飼育しているペンギンの種類が多い水族館だそうですが、ほかにも「世界一」の実績があります。

2002年までここで飼育されていたぎん吉という名前のキングペンギンは、39歳9カ月15日という、ペンギンの飼育期間世界記録を持っているのです。

そして、そのぎん吉の娘ぺぺも2012年8月に「老衰」で大往生しています。翌月に35歳の誕生日を控え、長寿を祝う会が準備されていたということで、人間でいうと100歳ぐらいに相当するそうです。

ぎん吉にしてもぺぺにしても、とてつもない長寿ですが、そのほかのペンギンも普通以上の長寿を誇っているそうです。普通、ペンギンの寿命は、普通の水族館では約20年ということですから、ぎん吉やぺぺは並みのペンギンの1・5倍から2倍も長生きしたことになります。

なぜこの話をここで持ち出してきたかというと、彼らの長寿の秘訣が食事にあったからです。長崎ペンギン水族館のペンギンは、週に6日食事を与え、1日は断食という「半断食」、すなわちファスティングをしていたのです。

断食が大変よい健康法であることが、このペンギンの話からもおわかりいただけるでしょうか。

第1章でも触れたように、断食やかなりのカロリー制限食をおこなうと、サーチュイン（長寿）遺伝子が活性化し、長寿になるのです。

腸の中から「病気のもと」を出し切る

病気になると、「病気に勝つために体力をつけなくちゃいけない」と考えたり、「食べないとますます元気がなくなってしまう」などと心配になったりする人が多いのではないかと思います。そして、食べたくない食事を無理にでも口に押し込んでいるかもしれません。

しかし、病気をしたときほど「食べない効用」があるのです。

食べ物の消化・吸収には、たくさんの消化酵素が動員され、膨大なエネルギーが費やされます。断食をしてこの大仕事を休むと、消化器官が休まるだけでなく、体内の酵素が節約され、消化酵素として動員されなかった分を、直接病気を治すのに役立つ「代謝酵素」に充《あ》てることができます。

食べずに酵素のムダづかいを防ぐことは、早く病気を治すことにつながるのです。どんなに健康に自信がある人でも、加齢とともに体内酵素は減っていき、さまざまな衰えや不調が体のあちこちに出てきてしまうものです。美容と健康のために、試しにファスティングをはじめてみてください。10年後、20年後の皆さんの体は元気と若さを保ち、驚くほどイキイキとしていることでしょう。

また、ファスティングをすると、大腸の腸壁にこびりついた「宿便」が排泄できます。宿便はずっと腸内にとどまっていると腐敗毒を出して血液を汚し、さまざまな病気を引き起こします。

私のクリニックでは重病の患者さんなどにも断食を指導していますが、断食を開始してしばらくすると、ものすごい量の悪臭がする便を排泄される方も少なくありません。そして、この「宿便」を出し切ると、病状が好転することが多いのです。

皆さんは、病原ウイルスのたまり場がどこかご存じでしょうか？

実は、体内でもっともウイルスのたまり場になりやすいのは、腸なのです。大腸には

100種100兆の菌叢《きんそう》（最近話題の腸内フローラ）がありますが、ここに悪玉菌が増えた状態で生活を続けていると、腸内にウイルスが大増殖するのです。

そして、腸管粘膜免疫の低下とともにそのウイルスが全身へと蔓延し、多くの症状が出るのです。それゆえ、腸の中での腐敗を避けることこそ、ウイルス感染を起こさない秘訣だといえます。

その最大の方法こそ、ファスティングです。

動物たちは体調が悪くなると、エサをまったく食べなくなります。本能的に体を治すための断食をおこなっているのです。私たち人間も彼らを見習って、体調を崩したら断食をして、腸をきれいにするのが賢い養生法なのです。

断食は、腸内の不要なものを排泄し、腸を若返らせるのに最高の手段です。そして同時に、体に酵素をチャージすることもできます。

「食べすぎたら食べない」というシンプルな生き方

飲みすぎや食べすぎで、胃もたれしてしまう……そんな経験を、多くの方がしたことがあるでしょう。

翌朝起きたら、胃が重く、気分がすぐれない。そんなときは胃薬を飲んで、スッキリしようと思う人が多いと思いますが、その際に効果的で体にいい方法もファスティングです。

実にシンプルな方法ですが、「食べすぎたら、食べない」ということです。

今の日本人は、過食の傾向にあります。和食はもちろん、イタリアン、中華、エスニック料理などなど、世界中の料理が手軽に食べられるようになり、私たちの食生活は一見豊かになったかのように思えます。

しかし、外食やできあいのお惣菜などはどうしてもカロリーが高く、炭水化物、タンパク質、脂質といった栄養価は高いものの、ビタミン、ミネラル、食物繊維、酵素などの栄養素は不足しがちです。

食べすぎたり、飲みすぎたりしてしまったと思ったら、翌日の食事はごく軽いメニューにしてみましょう。

酵素たっぷりのフルーツや生野菜サラダ、消化酵素を増やしてくれる野菜のすりおろしなどを少量とり、炭水化物やタンパク質、脂質が多いメニューは避けるようにするのです。

代謝をよくするために、質のいい水やノンカフェインのお茶などで、水分はたっぷりとりましょう。いい水をたっぷり飲むことは、大変効果的な健康法のひとつなのです。

過食は体に悪い影響を与えます。同時に消化酵素のムダづかいを促進してしまい、体内酵素が極端に減ってしまいます。消化不良は、必ず消化器の炎症につながります。

また、加熱調理で酵素が不足した食物を食べすぎると、血液中の赤血球がルローを形成し、そのことがきっかけで血が汚れてしまいます。そして、さまざまな病気を引き起こす原因になります。人間は、ただ食べればいいわけではないのです。

そういった「食の奥深さ」を物語るような逸話を、ひとつ報告しましょう。

東日本大震災（2011年）以前にも、私たちは日本中を恐怖と悲しみに陥れた震災をいくつか経験しています。そのひとつが1995年に起こった阪神・淡路大震災です。

この話は、その際に神戸で活動していた何人かの医師たちに直接聞いた話です。

被災した方たちは、体育館や学校などで避難生活を余儀なくされました。その後10日間ほどは流通がうまくいかず、被災者の方たちは満足な食事をとることができませんでした。

しかし、10日ほどして流通がうまくいくようになり、全国から送られたたくさんの物資や食料が人々の手元に届くようになりました。すると、被災者の方たちのあいだで、インフルエンザが大流行したというのです。

むろん私は、流通が途絶え、必要な医療などまで受けられないような状況がいいというつもりはありません。ただ、一般の被災者の方たちに食料が届いてからインフルエンザが広まるという、一見矛盾していると思われるような現象が興味深いということをお伝えしたいのです。

満足に食べられたから健康になるというものではありません。むしろ、高栄養、過食の人ほど体は病気にかかりやすい状態になります。

過食の傾向がある人の血液を、1000倍の光学顕微鏡の画像で見てみると、ところどころにバクテリアがうごめいているのがわかります。さらにその人が「油物大好き人間」の場合は、ほとんど中性脂肪が直に吸収され、まるで血液中に虫がウジャウジャしているような不気味な様子が見てとれます。

過食をすると、腸管には腐敗菌が急増し、この菌は胃と腸で死ぬことはなく、腸管から血液の中に入り込んでしまいます。そして、血漿《けっしょう》の中で血漿の栄養分をエサにして増殖し、いつ、どんな病気になってもおかしくないような体になってしまうわけなのです。

うっかり食べすぎてしまったら、食べずに消化酵素を温存し、酵素がたっぷりの生の野菜や果物、場合によっては酵素サプリメントや繊維サプリメントを飲んで、酵素を体内に補給してあげましょう。

体内酵素を目覚めさせる〝ファスティング〟を取り入れよう

前項で述べたように「食べすぎたら、食べない」ようにすると、体は本来の調子を取り戻していくことができます。

さらに体内の酵素を普段から活性化させて、病気になりにくい体をつくりたいと思う人は、定期的にファスティングをやってみることをおすすめします。

胃や腸の炎症をとるためには、食べながらでは無理です。ファスティングはまず胃腸の炎症をとっていき、その後、全身の細胞毒をとっていくことから全身をよくする最良の方法なのです。

「断食」というと、水しか飲まず、ひたすら空腹に耐える難行苦行を思い浮かべる人も多いと思います。しかし私が提案するファスティングは、誰でも無理なくできるものです。

詳しいやり方はこのあと紹介しますが、週末を利用して内臓を休ませ、体内の酵素を温存し、全身の細胞をリフレッシュすることができます。

ファスティングにはいくつかのコースがありますが、比較的やりやすいのがすりおろした野菜や果物を食べてOKの「すりおろし野菜コース」です。このコースでは、断食といってもリンゴやダイコンおろし、おろしショウガなどは口にしてOKです。

ほかにも「果物&生野菜コース」「重湯&生野菜コース」などがあります。

どのコースも慣れていないと、最初はかなり空腹感を覚えるかもしれません。しかしファスティング後の体と頭の爽快感は、素晴らしいものがあります。

ファスティングの最大の効果は、胃と腸の炎症をとり、すべての病気の元凶ともいえる「腸の汚れをスッキリ落とす」ことです。

日々食べすぎて消化不良になっていたり、食物繊維が少ない食生活をしていたりすると、腸管には未消化の食物のカスなどが残り、宿便がこびりついてしまっています。そして宿便が取れないままになっていると、腐敗菌が生じ、これが血液中に入り込んでしまいます。

ところがファスティングをすると、宿便がどんどん出てきます。便秘気味の人も、とても便通がよくなります。そして新陳代謝もよくなり、肌がきれいになり、やせやすい体に体質改善されていきます。

肩こりや腰痛、頭痛なども、ファスティングを続けているとなくなっていきます。なぜなら、これらの慢性の痛みは、すべて消化不良による血液の汚れが根本的な原因だからです。

疲れた腸を休ませる【鶴見式】ファスティング

私たちの健康と若さに欠かせない酵素ですが、毎日の食事でたっぷりとるように心がけていても、現代社会においては、ついつい浪費してしまいがちです。

そこでおすすめしたいのが、週末利用のファスティングです。実際にファスティングをやってみると、終わったあとのすがすがしさ、体の軽いことといったら、言葉であらわすのが不可能なほどです。

ファスティングには、次のような効果があります。

①さまざまな症状の改善

体の痛みなどがなくなります。特に頭痛、肩こりなどがある人は、ファスティングをおこなうと、スッキリ痛みがなくなることでしょう。

②病気の改善

よほどの重病でない限り、ファスティングをするだけで、高い確率で快方へ向かっていきます。カゼをひいた、おなかが痛いといったときは、ファスティングをしてみましょう。重い病気でも、専門の医師の指導のもとでファスティングをおこなうことで、治っていくことがよくあります。私もがんや糖尿病、リウマチなどの患者さんにファスティングを指導していますが、高い確率で治癒に向かう方が多いのです。

③免疫強化

全身の70％の免疫が集まるといわれる小腸を活性化し、免疫力を高めてくれます。

④すべての臓器の休息

胃腸はもちろん、肝臓、腎臓、膵臓など、あらゆる臓器を休ませることができます。

⑤むくみの改善

むくんでいないようで、意外とむくんでいる人は多いものです。ファスティングを定期的におこなうと、体のむくみがなくなります。

⑥体内の潜在酵素の温存

私たちの寿命のカギを握る潜在酵素を温存できます。

⑦宿便の改善

ファスティングを何度か繰り返すうちに、腸内の宿便が取れるようになり、同時に細胞内にこびりついた毒素（細胞便秘）も取れていきます。

⑧サーチュイン（長寿）遺伝子の活性化

少食により長寿遺伝子が活性化し、アンチエイジングや長寿につながります。

⑨短鎖脂肪酸の生成

【鶴見式】のファスティングは、食物繊維をとりながらおこないます。この食物繊維から腸で短鎖脂肪酸がつくられます。短鎖脂肪酸は免疫力を高めたり、ファスティング中の体のエネルギー源としても利用されます。

ファスティングにはいろいろなやり方がありますが、ここで紹介するのは、週末利用で気軽にできる「週末ファスティング」です。週末の２日間ファスティングをするだけでも、平日に食べすぎたり、飲みすぎたりして疲れた胃腸が休まり、効果てきめんです。

ぜひ、次の3つのコースの中から、あなたの好みに合ったコースを選んで実践してみてください。

すりおろし野菜コース

◎朝…ダイコンおろし、ニンジンおろし、ショウガおろし（ドレッシング：しょうゆ少々、黒酢少々、フラックスオイル小さじ1、さらに味噌を加えてもよい）

◎昼…いい水と酵素サプリメント

◎夕…ダイコンおろし、キュウリおろし、ショウガおろし（ドレッシングは朝と同じ）

週末の土曜と日曜の2日間だけ、このメニューで過ごします。

朝と夜は、ダイコン、ニンジン、ショウガ、キュウリおろしに、フラックスオイルでつくったドレッシングをかけたものを食べます。

すりおろし野菜は酵素をより活性化してくれるので、少量の食べ物から多量の酵素をとることができます。

昼は質のいい水と、酵素サプリメントをとるのがおすすめです。体が冷えやすい人は、タンポポ茶などの健康茶（なければ、ほうじ茶でもＯＫ）をホットで飲んでもいいでしょう。

ダイコンは95％が水ですが、その水の中に多量のミネラル、ファイトケミカルが含まれています。おろして食べるとデンプンなどの消化酵素であるジアスターゼが活性化します。あらゆるがんの予防に効果的な、イソチオシアネートも活性化します。ニンジンには、体内でビタミンＡに変化するカロテンが豊富に含まれています。肌荒れやシワの防止などにも効果大です。

ショウガには血行促進や、強い殺菌作用を持つ、辛味成分のジンゲオールが含まれています。また、ショウガおろしには、高血圧予防や咳どめ、鎮痛などの効果もあります。キュウリは水分がほとんどですが、マロン酸という大変な抗酸化力を持つファイトケミカルが含まれていて、血液サラサラ効果がとても高いです。水分が多いため利尿作用があり、体内の毒素を排泄するのを促してくれます。

食べる量は、ダイコンおろしが5センチ分、ニンジンおろしが2分の1本分、ショウガおろしが3センチ分、夕食のキュウリおろしが2分の1～1本分程度が目安です。

ファスティング中にとる果物(1種類)の目安

リンゴ	1/2〜1個	カキ	1個
イチゴ	4〜6粒	スイカ	1切れ
バナナ	1/2〜1本	サクランボ	10粒
モモ	1/2〜1個	ブドウ	10〜30粒
グレープフルーツ	1/2〜1個	ビワ	3〜4個
キウイ	1〜2個	マンゴー	1個
ナシ	1/2〜1個	パパイヤ	1/6〜1/4切個
オレンジ	1/2〜1個	イチジク	1〜2個
ミカン	1〜2個		

このコースは消化酵素たっぷりのすりおろし野菜を中心にしたメニューなので、胃腸の調子がよくないときなどに、とても効果的です。

果物&生野菜コース

◎朝…①果物1種類(例/リンゴ1個など。詳しくは上記参照)

②ダイコンおろし、ニンジンおろし、サニーレタス1枚、トマト1個(ドレッシングはすりおろし野菜コースと同じ)

◎昼…いい水と酵素サプリメント

◎夕…朝と同じ

このコースも、週末の2日間だけこのメニューで過ごします。

朝食と夕食には、果物1種類とダイコンおろし、ニンジンおろしにサニーレタスとトマトを食べます。ダイコンおろしは5センチ分、ニンジンおろしは2分の1本分が1食の目安です。

果物は前ページのリストの中から、旬のものを選ぶようにしましょう。リンゴやナシなどは、無農薬なら皮ごと食べたほうが栄養豊富でよいでしょう。

カットフルーツにして食べてもいいのですが、胃腸に負担をかけないように、すりおろしたり、ジュースにしてもいいでしょう。ただし、すりおろす場合は時間が経つと酸化してしまうので、すぐに食べてください。

なお、トマトにはリコピンというファイケミカルが含まれていて、大腸がんや腎臓がん、前立腺がん、子宮がん、卵巣がん、膀胱がんなどの下半身のがん予防に効果があることがわかっています。

このコースは「すりおろし野菜コース」に比べると、甘味のある果物がとれるので、多少満足感があるかもしれません。

果物にはビタミン、ミネラルはもちろん、ファイトケミカルも豊富なので、ファスティング中には最適の食材のひとつです。リンゴやモモ、バナナなどは食物繊維が豊富なので、便の排泄を促進する効果も期待できます。便秘気味の人などは、意識してとるといいでしょう。このコースなら果物の種類を変えることで、飽きずに何度でもチャレンジしやすいと思います。

重湯&生野菜コース

◎朝…①果物1種類（例／リンゴ1個など。「果物&生野菜コース」と同じ）
　　②ダイコンおろし、キュウリおろし（ドレッシングは「すりおろし野菜コース」と同じ）
◎昼…いい水とサプリメント
◎夕…①重湯《おもゆ》（なるべく雑穀五分づきご飯）
　　②ダイコンおろし、ニンジンおろし、ショウガおろし、サラダ少々

このコースは、お米を使った重湯を夕食に食べるので、比較的腹持ちがよく、やや空腹感を感じにくいコースです。週末の2日間だけこのメニューで過ごします。

重湯は、五分づき米に五穀とアマランサス、昆布、生ゴマを入れて炊いたものがおすすめです。

五穀とは米・麦・豆・粟《あわ》・黍《きび》のことで、日本人が昔から食べていた穀物のことです。五穀やアマランサスは普通の精白米に比べ、現代人が不足しがちな各種ビタミン・ミネラル・食物繊維などが含まれています。また昆布や生ゴマは食物繊維も豊富で、高い栄養効果もあります。

アマランサスは南米産のヒユ科の穀物で、精白米に比べて、マグネシウムが約12倍、鉄分が約50倍、繊維質も約24倍含まれる、注目の高栄養価穀物です。一般のスーパーなどではまだあまり見かけませんが、自然食品を扱う店では入手可能です。

白米だけのおかゆに比べ、五分づき米に五穀とアマランサス、昆布、生ゴマを加えたこの重湯はとても栄養価が高く、ファスティング中に最適です。

朝食の果物は、183ページを参考にして選んでください。ダイコンおろしは5センチ分、キュウリおろしは2分の1〜1本分が目安です。

夕食時のダイコンおろしは5センチ分、ニンジンおろしが2分の1〜1本分、ショウガおろしが3センチ分程度が目安です。

なお、各コースの昼食に「いい水」と「酵素サプリメント」が出てきますが、酵素サプリメントは自分で選ぶのは難しいと思いますので、医師などに相談して入手してください。「いい水」に関しては、市販のミネラルウオーターでも、浄水器を使ったものでもかまいません。新鮮な水は酵素の活性化には欠かせないものなので、たっぷり飲みましょう。

以上3種類のファスティング方法を紹介しましたが、あくまでも体調と相談のうえ、無理なくおこないましょう。途中で気分が悪くなったりしたら、すぐに中止してください。

また、ファスティングをする前日、翌日は暴飲暴食を控えて、特にファスティング後はいきなり重いもの（焼肉やカツ丼など脂質や動物性タンパク質が多く、カロリーの高いもの）を食べることは避けるようにしましょう。

週末利用のファスティングは、まずは月に1～2回程度やってみましょう。

繰り返していくことで、どんどん体質改善されて、体が軽くなっていくのが実感できることと思います。

参考文献

『Enzyme Nutrition』Edward Howell,M.D.
『Updated Articles of National Enzyme company』Dr.Rohit Medheekar
『Digestive Enzymes』Rita Elkins,M.H
『The healing Power of Enzymes』DicQie Fuller,Ph.D.,D.Sc
『Food enzymes for Health & Longevity』Edward Howell,M.D.
『The Enzyme Cure』Lita Lee,Ph.D
『Colon Health』Norman W.Walker,D.Sc.,Ph.D.
『Tissue Clensing Through Bowel Management』Dr.Beanard Jensen
『Enzyme Therapy Basics』W.Dittmar,M.D.
『Alternative Madicine Definitive Guide to Cancer』
W.John Diamond,M.D. and W.Lee Cowden.M.D.with Burton Goldberg
『The Karluk,s Last Voyage』Robert A.Bartlett
『Menopause Without Medicine』Linda Ojeda,Ph.D.
『Enzymes Enzyme Therapy』Dr.Anthony J.Cichoke
『Transformation Professional Protocols』Dr.Dique Fuller
『Oral Enzymes:Facts&Concept』M.Mamadou,Ph.D
『Absorption of Orally Administered Enzymes』M.L.G Gardner & K-J. Steffens
『Cancer Biotherapy』Zavadova,E.,Desser
『常識破りの健康革命』松田麻美子（グスコー出版）
『何を食べるべきか』丸元淑生（講談社プラスアルファ文庫）
『図解・豊かさの栄養学』丸元淑生（新潮文庫）
『老化は腸で止められた』光岡知足（青春出版社）
『腸内細菌の話』光岡知足（岩波新書）
『食は土にあり』永田照喜治（NTT 出版）
『便秘が必ず治る本』光岡知足監修（マキノ出版）
『脳がめざめる食事』生田哲（文春文庫）
『病気がイヤなら油を変えなさい』山田豊文（河出書房新社）
『老化と大腸ガンを防止する　腸内クリーニングの驚異』光岡知足（祥伝社）
『酵素パワーで体質が変わる！　病気が治る！』服部千春（主婦の友社）
『食品成分表」（大修館書店）
K・T氏（人間科学学者）によるレポート
ママドゥ博士によるレポート

本書は二〇〇八年『酵素で腸年齢が若くなる！』として小社より
四六判で刊行されたものに、最新情報を加えて再編集したものです。

青春新書
PLAYBOOKS

人生を自由自在に活動《プレイ》する

人生の活動源として

いま要求される新しい気運は、最も現実的な生々しい時代に吐息する大衆の活力と活動源である。

文明はすべてを合理化し、自主的精神はますます衰退に瀕し、自由は奪われようとしている今日、プレイブックスに課せられた役割と必要は広く新鮮な願いとなろう。

いわゆる知識人にもとめる書物は数多く窺うまでもない。

本刊行は、在来の観念類型を打破し、謂わば現代生活の機能に即する潤滑油として、逞しい生命を吹込もうとするものである。

われわれの現状は、埃りと騒音に紛れ、雑踏に苛まれ、あくせく追われる仕事に、日々の不安は健全な精神生活を妨げる圧迫感となり、まさに現実はストレス症状を呈している。

プレイブックスは、それらすべてのうっ積を吹きとばし、自由闊達な活動力を培養し、勇気と自信を生みだす最も楽しいシリーズたらんことを、われわれは鋭意貫かんとするものである。

—創始者のことば— 小澤和一

著者紹介

鶴見隆史〈つるみ たかふみ〉

1948年石川県生まれ。鶴見クリニック院長。金沢医科大学卒業。東洋医学（中医学）、鍼灸、筋診断法、食養法なども追究、西洋医学と東洋医学を統合した患者優位の「病気治し医療」に取り組む。「病気の原因は酵素の浪費と酵素不足の食生活にある」との考えから、鶴見式半断食、酵素食の指導でがんや難治性疾患の治療に効果をあげている。著書に『「酵素」が免疫力を上げる!』（永岡書店）、『「酵素」の謎』（祥伝社）、『食物養生大全』（評言社）、『「酵素」が病気にならない体をつくる!』（小社刊）などがある。

酵素《こうそ》で腸《ちょう》が若《わか》くなる

青春新書 PLAYBOOKS

2017年11月1日　第1刷

著　者　鶴《つる》見《み》隆《たか》史《ふみ》

発行者　小澤源太郎

責任編集　株式会社プライム涌光

電話　編集部　03(3203)2850

発行所　東京都新宿区若松町12番1号 〒162-0056　株式会社青春出版社

電話　営業部　03(3207)1916　振替番号　00190-7-98602

印刷・図書印刷　製本・フォーネット社

ISBN978-4-413-21099-7